催眠现场

流静 著

2 人设之惑

Hypnotherapy

2. The Confusion of Character

团结出版社
UNITY PRESS

图书在版编目（CIP）数据

催眠现场. 2，人设之惑 / 流静著. -- 北京 : 团结
出版社，2019.11
ISBN 978-7-5126-6728-0

Ⅰ. ①催… Ⅱ. ①流… Ⅲ. ①催眠治疗 Ⅳ.
①R749.057

中国版本图书馆 CIP 数据核字 (2019) 第 026537 号

出　版：团结出版社
　　　　（北京市东城区东皇城根南街 84 号　邮编：100006）
电　话：（010）65228880　65244790（出版社）
　　　　（010）65238766　85113874　65133603（发行部）
　　　　（010）65133603（邮购）
网　址：http://www.tjpress.com
E-mail：zb65244790@vip.163.com
　　　　fx65133603@163.com（发行部邮购）
经　销：全国新华书店
印　装：天津盛辉印刷有限公司

开　本：160mm×220mm　　　16 开
印　张：19.5
字　数：224 千字
印　数：5000
版　次：2019 年 11 月　　第 1 版
印　次：2019 年 11 月　　第 1 次印刷

书　号：978 - 7 - 5126 - 6728 - 0
定　价：58.00 元

目录

contents ● ● ● ●

contents

contents

● ● ● ● ● contents

痛苦的意义

致敬每一个
在痛苦中自省的灵魂

痛苦的意义

—— 致敬每一个在痛苦中自省的灵魂

一

　　我知道，你一个人，穿越千山、不远万里，风尘仆仆地来到我的面前。你一个人，逃离了生活的牵绊、工作的缠绕，满身疲惫地来到我的面前，成为我的催眠个案。你在我面前低低地啜泣、深深地叹息，都是因为"痛苦"二字。

　　这些痛苦，可能是情感的创伤、事业的迷茫，也可能是身体的疼痛、心灵的惆怅。

　　我无法想象，在那或长或短的生命中，你经历了那么多不堪回首的往事和无法言说的苦楚，却在每天太阳升起的时候，依然强作笑颜、泪不轻弹地去面对慌乱的生活、烦琐的工作和最最亲密的人。

每一步向下的沦陷，一寸寸吞没你的肌肤，却让你的心灵在黑暗的深夜里慢慢醒来；

每一步向下的沦陷，一点点消磨你的生机，却在你的内心催生出一份求生的渴望；

每一步向下的沦陷，无法阻止的坠落，却在无形的势能中反弹出一份向上的力量！

所有的痛苦，不是将人毁灭，就会将人唤醒。人世间，唯有痛苦，才会真正地让人停下来，审视周围，反思自己；也唯有更深的痛苦才会让人置之死地而后生，绝地反击。

终于有一天，在四面楚歌的围困之中，你决定出走，去寻找完全不一样的生活。终于有一天，你来到了我的面前，小心翼翼地揭开一层又一层的面具，赤裸裸地面对一道又一道的创伤，为了寻找一份答案，揭开一个谜底。

痛苦就是这样推动着我们，引领着我们，坚定地走上寻找心灵世外桃源的道路。这个过程就像《桃花源记》中记载的那样：秦时战乱，生灵涂炭，生存的痛苦，让人们挈妇将雏，背井离乡，在经历千辛万苦之后，终于找到一处"土地平旷，屋舍俨然"的安宁世界，守着一份"阡陌交通，鸡犬相闻"的恬淡时光，过上"不知有汉，无论魏晋"的世外生活。

有多少人在羡慕着你外表的光鲜，他们觉得你是集万千宠爱于一身的傲娇公主，是在无硝烟的商场博弈中战无不胜的王者，他们觉得你在东倒西歪的生活中早已练就了铜墙铁壁，根本不相信你会有那么深的痛苦与绝望，那么多的挣扎与沮丧。毕竟，哪个人不是在七荤八素、霸道蛮横的现实生活中藏起一肚子的委屈？哪个人不是在一波未平一波又起中辗转应对？

但是，人与人对痛苦的最大承载值是不一样的。而且，对同一个人来说，在别的地方，吃多少苦，受多少累都可以，唯独在这件事、这个点、这个人身上，你痛苦的承载值就特别特别的低，低到再加一根稻草就可以轰然倒地、一溃千里。

谁也不知道在你强装镇定、淡然一笑的背后，已经开始咽下委屈、擦干眼泪，郑重地警告自己——要么彻底毁灭，要么破茧成蝶！

司马迁曾言："夫天者，人之始也；父母者，人之本也。人穷则返本，故劳苦倦极，未尝不呼天也；疾痛惨怛，未尝不呼父母也。"

当你无数次地追问苍天、追问大地，是什么让你经历这一切、承受这一切，而追问之后只有你愤怒的余音在不断回响的时候，一场向自己内心寻找答案的探索之旅就这样开始了，而这旅程的起点就是"痛苦"二字。

二

当你坐在我的面前告诉我，你想移除现在的痛苦，脱离现在的困境，渴望一种舒适自在的状态时，我会肯定地告诉你，当然可以，只要你愿意！

当你告诉我说，你隐约觉得有一种全新的生活在远处召唤，生活原本就不该活成现在的样子；你隐约地觉得生命有一种更广阔的图景，有一些更重要的事情去经历，去完成。我很赞成你的说法。

我问你，你是否真的相信你值得拥有、配得享受那么美好、那么圆满的生活状态？你是否有勇气放下固有的思维模式，或沉重的人生过往？是否有勇气改变自己，超越现在的困境，直达全新的状态？

周围的空气有些凝固，我的提醒似乎阻挡了你向往新生的热情。但是，放下，是一条必经之路。我仔细地看着你表情的变化，感受到此刻你在两种心态之间摇摆不定，一端是不敢，一端是不甘。

你不敢放下如同鸡肋的现在，不敢放下你熟悉得漫不经心就可以应对的工作和已经形同陌路的感情，你确定这些不够好，不是你最想要的，但是你不确定放下这些，你是否会拥有更好的、更适合你的。

同时，你还不甘心放弃现在所拥有的一切。选择时，你也曾辗转反侧地苦思过；选择后，你也曾无怨无悔地付出过。这一路走来，你爱了这么久，却没有得到你想要的结果。你还想再拼一把，再冲一次，来证明一切都没有错。

你不甘心就此放下，就此改变。你会觉得好像一旦放下，就意味着你满盘皆输，一败涂地；好像一旦离婚，所有曾经真挚的情感、快乐的时光都一同埋藏；好像一旦转行，所有求学的艰苦、业务的积累、人脉的经营都将一无是用，一笔勾销！

不是的。所有走过的路都不会是人生的弯路。

所有真心的付出都不会付诸东流。

所有的痛苦都不是没有意义的。

所有的失去都会以某种方式回归。

一切的经历，都会在某些方面或多或少地打磨着我们，规范着我们，成就着我们。

可能你会反问，每一次回放重播过往，全是痛点与泪点，哪有什么收获和成长？唯一希望的就是一觉醒来，生活中的意外与劫难消失得无影无踪。那么，我们可以从反面"包抄"，换一个切入点：如果没有这件事，你就不会明白什么道理？

其实，如果不发生这件事，就不明白的道理，就是这件事情发生的意义。

借由这个问句走上这一条向内反思的道路，你可以继续追问，从这些痛苦中，你看到了什么？明白了什么？学会了什么？

如果你一直处在愤怒、委屈的情绪中，无法平静地面对一件事情、一段感情的结果，一直质问"为什么是我"，那么，我们也可以从反面思考：人人平等，"为什么不能是我"？

后一种问法，好像具有一种魔力，它可以瞬间把人带出情绪的状态，在承认事实、面对事实的情况下，冷静地开始检查自己，寻找答案。"既然是我，就看看怎么解决问题吧！"

渐渐地，你就会放下痛苦的经历带来的各种情绪，认真地去思考这件事情发生在你的生命中，是把什么样的礼物也带进了你的生命中。

其实，每一个痛苦的深处都会埋藏一份生命的礼物，等待我们超越痛苦，抵达那里。向下沉陷和向上突破的力量是平衡的。

如果我们有机缘轻而易举地结束痛苦，而没有痛定思痛，发现痛苦背后的深意，那么，我们就浪费了在这次经历中意识频率"突飞猛进"的机会。

所有过往的经历，只是春日里的耕地播种、夏日里的浇水锄草，等待秋日里的瓜熟蒂落、颗粒归仓。

如果一个人没有新的感悟和收获来修正之前的信念模式，改变之前的反应回路，产生痛苦的原因就会一直在那里，类似的问题随时还会发生，直到我们经历更大的痛苦，从痛苦中惊醒，痛苦的意义才最终呈现，由痛苦引发的疗愈和成长才真正发生。

三

每一种经历，包括痛苦的经历，都是人生中一份春种夏锄的耕耘。我们从这份耕耘中获得多少收获，不仅看天时地利，还要看我们自己的反思与领悟。

你用爱的眼光，发现了孩子的可爱，于是你很开心；你用挑剔的眼光，发现了同事的可恶，于是你很生气——原来，自己才是整个人生剧情的主导者，你可以决定自己站在哪个角度上打量周围，你看到的世界，就是你内心的风景。

你有力量为自己做出一种选择，同时，你也需要为自己的选择负责，即使是一次迫不得已的选择，你都无法逃离这份选择的结果。

佛陀在出生的时候说："天上地下，唯我独尊。"这个"我"，不是如来，不是佛陀，而是我们每一个人。"独尊"就是拥有最大的力量，决定着一切的运转。我们每个人行走在宇宙天地之间，都决定着自己的命运，是自己的主宰。我们自己要尊崇自己，珍重自己，保养自己。这是佛陀出生后的第一句话，也是我们每个人还未经历世俗沾染时最纯真的初心，是我们的赤子之心。

你可曾在每一件事情的背后，认识到我们最初本心的状态？

你是否相信我们真的拥有"天上地下，唯我独尊"的力量？

你是否相信所有的痛苦都是我们自己创造的，所有痛苦的发生都是用来提醒我们、修正我们的？

你是否相信，这一类的痛苦在我们想明白这一点之后就不再发生，因为痛苦的意义已经达成？

我已经不记得有多少次，陪伴着个案，在催眠的过程中，透过层层叠叠的痛苦，反复经历和印证这样的过程。

《老子》有言："为学日增，为道日损，损之又损，以至于无为。"我们还有很多限制性的信念，等着我们每一份痛苦的发生，来提醒我们，可以在哪个"课题"上继续成长，继续放下。就好像只有脚的疼痛，才会发现鞋子已经不合适了，需要换了；衣服小了才会发现，我们又长高了，长大了。难道我们不应该感恩疼痛和不适的提醒，反而去怨恨一双鞋、一件衣服？

正是经由这一份又一份痛苦，我们收到一份又一份的礼物，收回一份又一份的力量。借助这些力量，我们可以引领自己攀升到一个更高的生命层面，在那个高度上，我们会发现，曾经的痛苦的本质是阻止我们偏离生命目标的保障，是引领我们不断向上的动力。当我们借由它们实现生命的跨越和突破时，我们就可以拿回自己未知的那部分力量，创造生命无限的可能。

于心灵而言，"行万里路"也是一种体验，各种所谓不幸与痛苦也只是灵魂的一堂课，只要可以让我们经历，只要最有利于我们成长的，我们的潜意识①都会指引我们去选择。

就像《庄子》中所说的那样，把在人世间行走的自己，当成那个真正的我在这个世界的投影，"一龙一蛇"，"一上一下"，不管这条影子经历多少艰难险阻，那个真正的我，都会"浮游万物"，毫发无伤。

这时，你就会发现，经历的本身没有好与坏，所有的经历只不过是为了体验；所有体验只是为了学习；所有的学习，只是为了成长。这些成长丰富了我们的心灵，提升了我们的心力，开阔了我们的眼界，让我们一门一门地学习功课，学会接纳，学会勇敢，学会舍得，学会信任……看看我们在有限的人生中，能够完结多少课程，积攒多少能量。

当我们借由这些经历突破种种的限制，我们就会越来越放松，越来越自在。那时，不管我们身在何处，都不慌张、不恐惧、不控制、不计较，都可以信任"高我"的安排，真正明白"一切都是最好的安排"。

---

① 潜意识：这里说的潜意识不同于传统心理学中所说的"潜意识"，具体解释请见《催眠现场1：情感之困》附录《什么是量子催眠疗法？》。

四

所有的这些启示，都是我在成为一名职业的催眠师后次第经历、慢慢明白、最终确认的，我也是借由着一次又一次的催眠不断地突破和成长。

你也许会认为，催眠太奇幻了，太可怕了，催眠师会决定着你看到什么、说出什么。其实，在催眠的过程中，你会看到什么，经历什么，完全不是我可以左右的。

有些个案看到的是一个情绪饱满、结构完整的人生故事，从生到死的各种细节真实到让人确信自己真的曾经那样经历过；有些个案看到的就是形式更抽象、内容更模糊，忽然这里、忽然那里的片段式的情景，更具有象征性和表现力，看起来却不那么真实。

之所以会有这样的差别，是因为每个个案的能量级别和思维习惯的不同。让我打一个比喻来说明这个问题：

要给幼儿园的小朋友讲清楚从家到学校的距离很远，要注意安全这件事，先要画一个有爸爸妈妈、有床和沙发的房子来代表家，再画一个有老师、小朋友和国旗的房子代表学校，中间再用双线画出一条长长的、弯弯曲曲的道路，路上还要点缀树木、红绿灯和斑马线。全部画好了，对着这些图才开始讲道理。讲述时还要加上什么听话的小鸡和淘气的狐狸之类的形象。

如果给高中生讲同样的道理，我们只需要画一个点代表家，另一个点代表学校，中间一条直线代表道路，最多再画几个交叉线代表大的十字路口就足够了。

如果给我们家长讲孩子上学放学要注意安全，就可以不用图画呈现，直接强调一下安全的重要性就可以了。

当然，催眠中看到场景的多少和详略，并不是由领悟能力的高低来决定的，只是"因材施教"罢了。所以，不能以看到了什么、没有看到什么、画面是否清楚、细节是否丰富来评判一次催眠的成功与否。真正在幕后主导这一切、安排这一切的是我们每个人的潜意识。

而我作为一名催眠师，只是催眠过程中的陪伴者，不审判个案过去的对错，也不决定个案未来的方向。有一个很好的比喻可以说明催眠师在个案人生旅程中所起的作用。跟上我的节奏，进入这个比喻：

你的意识就像是一位司机，你的身体是你开的一辆车，你的潜意识就是这辆生命之车上的原装导航仪，已经设定好了今生的路线图和目的地，也就是早就规划好了你的人生功课和使命，知道你路过的每一座山、每一条河、每一个人。

现在你开着开着车，过着过着日子，忽然发现迷了路，甚至忘了自己的规划，忘了车上还有导航仪。或者你知道车上自带导航仪，却不知道怎么打开。于是你邀请一位陪驾来到车上，进入你的生命行程。这个陪驾就是催眠师。

陪驾坐在副驾驶的位置上，首先起到的作用是陪伴和安慰迷失方向的司机，让你慢慢地安静下来，感受温暖和放松。但是，作为陪驾最重要的工作是让你听到车上超级导航仪的声音。

陪驾用跟你聊天的方式这里拧拧，那里按按，经过一番努力，终于你可以听到全知全能的导航仪的声音了。有了这个导航仪，你既可以从容地查找休息区域、避开拥堵路线，又可以自由地选择是最短路线、最少红灯还是避免高速收费的路线，还可以明确知道目的地的方向、距离目的地还有多远……可以说导航仪在手，全程无忧。

调整好了导航仪，陪驾就可以下车了，要知道，催眠师只是你的陪驾员，而不是代驾员，方向盘和油门一直都在你的手里。接下来的行程中，听不听导航仪的话，快速还是慢速行驶，都是你自己的选择，没有哪位催眠师能够决定或替代你接下来的旅程，也没有哪一位催眠师会陪伴你走完全程。

做了很久的催眠，我渐渐发现，每一个催眠案例的背后都有一个圆满的套路，那就是个案借由痛苦情绪的推动，走上自我反思、自我追寻的道路，当个案准备好了足够的勇气，可以敞开和面对自己的时候，就会在潜意识的带领下，开始穿越痛苦的幻象，层层脱落不属于自己的面具，发现自己真实的样子，实现人生剧情的翻转。

我觉得看到这个游戏规则的你，可以试着利用这个规则，去突破自己当下的困局。如果你不知道具体如何去做，书中的案例生动形象地展示了一些突破困局的过程。这些文字的背后都是有力量的，它们会像光一样照进你的内心，让你在黑夜的探索中感到一丝温暖、一点指引。

这也就是我写下这些文字的目的，不仅照亮你，也照亮我自己。

流静

阅读指南

READING GUIDE

（对于读懂此书很重要）

阅读指南

一

　　书中所有的故事都来自作者真实的催眠案例。为方便读者阅读，作者对这些案例进行了艺术加工，主要做了以下几方面的工作：

　　一、文章中所有个案的名字都是化名，所有个案不希望透露的个人隐私或者催眠细节都已经隐去。催眠态中过于简短、恍惚的镜头已经删除；个案问题清单上反复出现的同一类问题已经精简归纳；潜意识特别跳跃、错综复杂的思路，已经调整成读者更容易理解的逻辑次序。

　　二、最大限度地删减催眠师说的话。删而不录的内容包括催眠的引导语，情景回溯中的提问引导，与潜意识对话中重复、确认潜意识的话，以及安慰鼓励个案的话。删去这些枝蔓，保证文章更多的篇幅用以呈现个案在催眠过程中的经历以及潜意识的智慧，这些是文章最有价值的内容。

三、本着删繁就简的原则，在保留个案语言特色的基础上，修改个案在催眠状态下断续啰唆、支离破碎的语言，争取以最简洁、高效的词句表达催眠状态下呈现出来的复杂的剧情、丰富的情感、深刻的智慧。

二

书中大部分的文章结构采用了金镶玉的形式，一头一尾加中间主体部分。开篇是"引子"，一般记叙作者写这篇文章的初心，催眠师与个案在见面之前的交流等，为正文的展开做一个铺垫。全篇的收束部分是"催眠师说"。一般是对文章中的某一点，从催眠专业的角度给予分析和补充，对整个催眠发出感慨等。文章中间的主体部分，大都是依据一场催眠自然的流程划分为以下几部分：

一、"与个案面对面"一般会记录催眠师与个案面对面聊天的情况，包括催眠师对个案的主观印象、个案过往的人生经历、个案现在面临的主要困惑等。

二、"情景回溯"记录正式进入催眠状态后个案看到的情景。在实际催眠的过程中，这部分内容是由催眠师和个案一问一答的形式完成的，为使行文简洁、故事流畅，文章中改成由个案自己讲述的形式呈现出来。这往往是一场催眠中精彩纷呈、脑洞大开的地方。

三、"与潜意识对话"采用一问一答的形式高度还原了催眠现场催眠师与潜意识对话的场景，是每篇催眠中信息浓度最高、智慧最深的地方。为节省版面字数，用"催"字代表"催眠师"，用"潜"字代表"潜意识"。个案生活中的困扰与情景回溯的内容在这里被巧妙地联系起来，值得前后对照，反复阅读，细细思量。用心的读者一定会从这一部分的文字中看到自己的影子，获得解决困惑的答案。

催眠中所看到的故事，与个案的生活到底有着怎样幽微的联系，这是在催眠中潜意识会说清楚的问题。我曾经跟一个朋友谈催眠时举了一个例子。催眠中出现的各种情景都是一场精心编排上演的大戏，而之后与潜意识的对话，更像是演出结束之后，邀请剧目主创人员从幕后走到前台，跟大家细说创作的思路和场景的深意。在这个环节，会有更多的谜底被揭开，直截了当地表达出来。

四、"余韵尾声"部分，或者是记录催眠当天个案从催眠状态中出来后，对催眠过程的回顾和感叹，或者是记录催眠结束一段时间后，催眠师与个案的互动，是对一场催眠的总结以及这场催眠在个案后来生活中的回响。

本书的《附录》部分收入了催眠师撰写的两篇文章，是对催眠的高度总结和深入解析，与正文中实录的风格不尽相同，但可以丰富和加深读者对催眠以及量子催眠的了解，并辅助对本书内容的深度理解，所以，一并收入在这里。

所有的人设，
都是被允许的

所有的人设，都是被允许的

有人加我微信，说是要做一次催眠。我打开她的朋友圈，扑面而来的美食、美景加美文，展示了主人生活的品位、内心的安宁、思想的深度，加上朋友圈里的 360 度完美的自拍照，我好像已经了解了这个人。

隔了几天，她发来了一份真诚而详细的问题清单，从悲惨的童年写到目前的窘迫，最后是一连串叫天天不应、叫地地不灵的困惑与迷茫。我拿着这份问题清单，有些不敢相信这就是那位朋友圈主人生活的底色，这个反差也太大了！

我们每个人都想把自己认为最美好的一面展示给世人。你希望自己以什么样的形象行走在这个世界上？用什么的视角去看待这个世界？成为这个世界上一道怎样的风景？对于这一连串问题，你一定有着或成竹在胸、或隐约模糊的答案。那么，我想接着问你，你为什么要为自己精心打造这样的人设?

我并不在乎你以什么样的方式生活,我只在乎你是否喜欢现在的状态;我并不在乎你看来是否成功,我只在乎你是否活出了自己内心的渴望。要知道,有那么多的人,拼尽了一生的力气,活成了别人眼中成功而美好的样子,却任由内心深处的田园荒芜零落,破败不堪。

是时候,该回望一下内心深处的桃花源了,"田园将芜,胡不归?"

但是,这对很多人来说并非易事。有多少人害怕看见内心的黑暗与丑陋,害怕看到过往的伤痛与悔恨。很多时候,你飞也似地逃离在瞬间毫无征兆地涌动出来的情绪;更多的时候,你会假装忘却,假装已经放下,举重若轻,一笑而过。

所以,每一个坐到催眠师的面前、讲述自己的过往人生、流露真实情感的个案,都是一位勇者,他们在表达内心不曾熄灭的渴望、舍我其谁的狂妄时,是需要莫大的勇气的。

我敬重每一个来到我面前的个案,不管他的内心是如何地千疮百孔,不管他的生活是如何地落魄潦倒,至少,他还有直视人生、不再苟且的魄力和回望初心、校准前路的谋略。

我记得有一位个案,她一直觉得自己的内心是邪恶而丑陋的,她害怕看到自己的真实面目是她难以接受的肮脏与不堪。在催眠师的陪伴下,穿越一层层伪装的面具与一层层护卫的盔甲,当她带着一束光来到她的内心世界时,她发现这里空空如也,没有那么好,也没有那么不好，就像洋葱剥掉一层又一层之后，只是一方空旷而寂静的天地。

潜意识说，你不来看的时候，这里黑暗一片；你披一身风雨跋涉而来，却给这里带来了光。那一刻，个案泪如雨下。

是啊，我们有多少行动，都是在粉饰自己的内心，其实那里什么都没有，只是因为恐惧，不敢打开，让光进来。但是，你打开心，你才能真正"开心"起来啊！

你可能会说，我知道自己的问题，我可以接受自己真实的样子。但是，我真的害怕别人发现我不够好，害怕别人看到我真实的样子后不喜欢我，甚至讨厌我。

这时的你，就会绞尽脑汁来展示自己的美貌，显露自己的才华，表达自己的善良；你温润如玉，或凛然浩荡；你努力地去尊敬别人以期获得别人的尊重，你善意地理解别人，以期换来别人的理解。

所有的努力都是为了证明自己是完美的、是有用的、是值得被这个世界温柔以待的；所有的刻意都让你活得战战兢兢、如履薄冰。

我有一位个案，她事事追求完美，不化妆不出门，不P图不发圈儿，宁肯取消约会也不让别人看到自己昨夜没睡好而出现的黑眼圈，这些琐碎的细节搞得自己和身边的家人朋友都很累。在催眠中潜意识说："你不允许自己展示出来、也不允许别人看到你一点点的瑕疵，因为你害怕别人透过这些外在的瑕疵发现你内在的缺失。你企图通过外在的完美来证明你的内在--如外在那么完美。"——是啊，所有我们去用力表现的、极力证明的，都是我们渴望的、短缺的，是我们所并不是的样子。

再来看一下我们精心打造的人设、刻意雕琢的成功，真的是我们渴望的生活吗？事业成功，身家千万；家庭幸福，妻美子肖。这些都是社会普标版的成功。有多少人在成为这样"成功典范"的过程中，削足适履，做着一份自己不喜欢但赚钱而体面的工作，骑虎难下；牵手了一个没有多少感觉但看来起很合适的伴侣，味同嚼蜡。在日复一日中学会了迫不得已地过着一个"正常人"的生活，只能在压抑苦闷处大吼一声：谁的青春不迷惘？谁的中年不仓皇？

如果我们一不小心，过上了别人喜欢的生活，活成了别人喜欢的样子，面目全非了自己的本意，那么，谁会是这场人生大戏的赢家？

毕竟，我们每个灵魂都是独一无二的。你生命的存在，并不是要去选择一条已有的道路，从事某种有前途的职业，去过某种有保障的生活，成为跟谁谁谁一样优秀的人。

世上本没有你，你来到这个世界，就是要按照你喜欢的方式，去创造一种你喜欢的生活。有朝一日，再回首，你已经走出一条你自己的道路，不可预期、不可复制，也无法被超越！

你生命的存在，并不是为了要致敬谁、报答谁，为除了你之外的其他生命负责。你可以感恩他们的承托，感恩他们的付出，感恩他们的陪伴，但那是他们的选择。而你只需要为你自己的生命去负责，为你的生命做出选择。你是他们生命的一部分，他们也是你生命的一部分，你可邀请他们来到你的生命中，与你共享你的盛宴、你的精彩。

你生命的存在，并不是要帮助谁，服务谁，没有谁需要谁的帮助、谁的牺牲。从更高的层面上讲，我们都是平等的，在舍与得之间是平等的，在拥有与失去之间也是平等的。救赎之道不在此，也不在彼，往往在你我之间，在双方的互动与融合之中。从更高的层面上讲，一切你所经历的，都是你自己的选择，包括别人对你的伤害，都是经过你的"允许"的。

所以，是我选择想做催眠师这个角色，有人却选择了做个案这个角色，不是谁要帮助谁。当有人想做领导，有人只想跟随，不是谁在引领谁。有人想做好媳妇时，就会有人来扮演恶婆婆，不是谁欺负了谁。我们只是彼此参演了各自的生命剧本，何来帮助与救赎？

谁会知道对方生命剧本里的最高目标是什么？有人喜欢去大漠边陲攀登雪山，有人只是喜欢在小区楼下遛遛爱犬，这些选择没有高低对错，所以没有谁有资格来对别人的人生指手画脚，我们需要做的，只是勇敢地活出自己内心的渴望。我们来人世间游历一番，只是要打破各种的自我限制，追逐各自的人生目标，体验那种"我是我还不是的样子"时的苦楚与挣扎，最终实现"我是我是的样子"时的欣喜与感动。"浮生若梦，为欢几何"，"譬如朝露，去日苦多"。我们还要等待多久再朝自己的梦想出发？

我知道，知易行难。每个人在面对自己选择的课题时，在突破自己设置的阻碍时，有谁不是在负重踟蹰，踉跄前行？

我们身上的伤口，是我们内在的灵魂之光透出来的地方。这本没有什么错。但是，我们要有十足的准备，有可能在灵魂之光透出来之前，外在的风已经凉飕飕地钻进了体内，透心刺骨。所以，选择做自己，也需要十分的勇气与十二分的智慧。

本色出演自己的人生，安然地活出自己内心的状态，是最省力、最天然的生活方式。

当我们的内在与外在越来越贴近的时候，我们的举手投足、一颦一笑，都会由心而发，真实而恰到好处。所有精心描画的外在人设、刻意构建的空中楼阁，都不可避免地使一个人疲于应对，将宝贵的生命能量消耗在了对内的否定与对外的伪装之中。内外的反差越大，撕扯就会越剧烈，灵魂就会越迷失。

"天地玄黄，宇宙洪荒"，这个缤纷而深邃的世界，可以让每一个丰富独特、自性圆满的灵魂有路可走，有枝可栖。当所有的选择都被允许的时候，你将如何选择？！

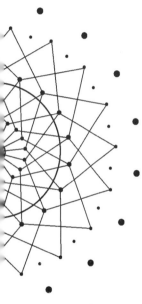

　　放下嫣然的问题清单，我不禁唏嘘感慨。夜深人静，很容易想得深、想得远，好像通过发丝一样细微、呼吸一般恍惚的路径就能到达玄妙深邃的境地。此刻千言万语的感慨，大抵不过只有一句话——幸好还有催眠可以解决这些问题。

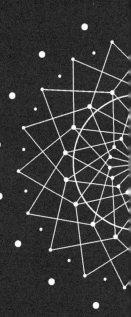

催眠实录

HYPNOTIC RECORD

（这里有十六篇催眠现场高清回放）

及时行乐！

引子

　　晚上，我一个人在工作室，认真地看嫣然的问题清单——按约定她明天要过来做催眠。

　　做催眠师的时间久了，问题清单看得多了，基本上透过一个人的问题清单就大概看到个案的现状，包括外在的情况和内心的状态。放下嫣然的问题清单，我不禁唏嘘感慨。夜深人静，很容易想得深、想得远，好像通过发丝一样细微、呼吸一般恍惚的路径就能到达玄妙深邃的境地。此刻千言万语的感慨，大抵不过只有一句话——幸好还有催眠可以解决这些问题。

一　与个案面对面

从嫣然的问题清单上看，她在北京生活多年，有体面而稳定的工作、有一个在创业的老公，他们还有一个女儿。在周围人看来，她应该是有车有房、有学识有地位、有爱人有孩子的幸福女人。

然而，长长的问题清单的第一部分和一半以上的内容是她关于自己心理状态的描述和困惑。这些问题包括：我为什么没有自信，总觉得自己不够好？我为什么总是想得太多而做得太少？我为什么做事总是三分钟热度，到最后不了了之？我为什么总有一种无力感？我为什么总是很紧张，想放松也放松不下来？我为什么总是觉得时间不够用？我为什么总是快乐不起来？……

我想，种田的农夫和卖菜的大妈是不会有这样的问题的。他们的问题大致可以归为两大类：有病和没钱。估计他们无法理解，嫣然的这些问题也算是问题，也可以困扰到一个人的生活。

农夫和大妈们的困惑是有出路的！有病是可以去医院的，打针、吃药、推拿、按摩，甚至可以讨个偏方，或者烧香拜佛。至于钱不够花，那怎么办？努力去赚钱啊！起早贪黑也好，省吃俭用也好，他们的这些问题，总会有办法去尝试，有方向去努力，是"实实在在"的问题。而且，好像全世界的人都会理解这些人的苦恼，同情病痛和困顿给他们带来的切肤之痛，这些问题是明明晃晃地摆在那里的现实，无处逃避，也无法掩盖。

但是，嫣然们的问题，不仅农夫与大妈不懂，就连他们的父母、伴侣、闺蜜和导师们也不懂。别人无法理解他们的脑子都在想些什么，哪有那么多的事事儿。日子过得好好的，哪儿有那么多的烦闷和苦恼？在他们看来，这些人就是太闲了，闲出病来了！！！

　　万幸，嫣然们的这些感受我懂！！！他们的这些问题就像有病和没钱一样，一天 24 小时，一年 365 天，时时刻刻地困着他们，想动动不了，想停也停不下。就像空气中缺氧一样，看是看不出什么异样的，却让身在其中的人们呼吸困难、烦闷不安。有时他们也很羡慕农夫和大妈们，至少他们的痛苦容易被别人理解，他们的问题有很多的成功经验可以借鉴，或者他们的问题，可以通过逼一逼自己去解决！

　　而嫣然们的问题，把自己逼得越紧越痛苦，越想超越却被抓得更牢！怎么办呢？去看书，或者来一趟说走就走的旅行？如果所有这些都试了，还是不能解决自己的问题，还是不能从死循环的旋涡里走出来，甚至在荒野的泥潭里越陷越深，这时候，你还能怎么办？——幸好还有量子催眠。

　　第二天上午九点整，我见到了嫣然。

　　知性，优雅，自信，美丽——这是我对她的第一印象。脖颈修长、身材匀称，标准的普通话里还略带着南方女子的娇柔，我会觉得如果在公园里带孩子，她就是个温婉的妈妈；在台上讲话她就是个有魅力的领导。然而，今天，在工作室里，她是我的一位催眠个案。我很想知道，这一切的背后是什么。

　　她说：

　　她从江南的一个极其偏僻的小山村考到北京著名大学读研究生。

　　她一毕业就去了国家部委直属的杂志做了编辑，现在已经是执行主编啦。当然，单位还解决了北京户口。

　　在北京的房价还没有大涨之前就买了一套 150 平方米的三居室。

她的弟弟有能力、有才华，刚刚移民澳大利亚了。

她父母一直在北京跟她住在一起，帮她带孩子。

她先生正在创业，势头强劲，前途看好！

女儿因为单位的原因，被照顾到师资力量强大的小学读书。

这些是多么让人羡慕啊。有多少同龄人还在为相亲愁，为户口愁，为房子愁，为怀不上、生不下孩子愁，在她这里，这些都不是问题。然而，没有人是没有忧愁的，除非圣人和傻子。生活就像一片叶子，有A面就一定有B面。那些看起来一切正常甚至幸运的A面的背后，是真正困扰到她的B面，或许这一面只有她自己知道。

她说：

研究生期间体检时她发现，自己得了一种少见的肾病，她严重怀疑这个问题会影响到以后的生育，为此战战兢兢。这在本该享受爱情、享受自由的年纪留下不可想象的心理阴影！所以在众多的追求者中，选择了一个非独生子的男孩，她不想让以后的婆家断了香火。

去国家部委下属的杂志社也不是她的选择，而是迫不得已。据说这种肾病不能累着，不能压力过大。她只好放弃了另一个中意的工作，转向安闲舒适、一眼望到底的工作。

当上这个主编也是赶着鸭子上架，没有更合适的人选。只是她觉得在机关的单位里，个个都是领导，都要看别人的脸色，看别人的眼色，自己实在又不是那种眼观六路、耳闻八方的人，很多事情都是疲于应对。

再说买房，他们小两口打算买一个两居够用即可，父母非要买个三居室，给她弟弟留一间房子。有了弟弟的房间，父母自然要跟过来照顾弟弟。他们从来没有过清静的二人世界，一开始就是一大家子人呼呼啦啦、闹闹哄哄地过日子。

不能否定弟弟是很优秀，但是，与她又有什么关系呢！在她的心里，弟弟永远都是那个嘴巴甜、会偷懒、仗着妈妈的溺爱与自己对着干的家伙！就是现在长大了，各自成家，同在屋檐下，也不会说说心里话！

很多人都羡慕她自己的爸妈帮着带孩子，不用与公婆磨合，多生枝节。只有她自己知道，父母给她帮忙的同时，给她添了多少麻烦。一件小事不合心意，妈妈就会躺在床上三天不起来！！她不能反抗，因为反抗会带来更大的争执，随之将会是一场更大的灾难！她从小就学会了"阳奉阴违"，这其中多少的委屈也只有自己知道！

自从先生创业，经常是忙得三天两头不见人。她都担心是不是先生有了外遇不想回家。孩子老人的事自然是一点也帮不上忙，自己的心情也找不到时间跟先生交流。创业，把一家人的生活都改变了，她都有点后悔当初同意先生去创业了，前途也只是看好而已，也可以说是前途未卜。

女儿去的学校虽然好，但那又有什么用呢。她感觉到女儿不快乐、不开心。一天听女儿的小伙伴说了一句"她怎么不笑啊"，搞得自己难受了半晚上。她想起了自己十岁左右的时候，总是想自杀。她说，小时候自己的需求从来都得不到重视与满足。自己喜欢吃芹菜，妈妈总是不买。自己不喜欢吃面条，家里总是吃面条。那时，她把心事全都写进日记，然后再努力去忘记。她说，等到自己有勇气了，一定要去翻看这些日记，清理一下自己。说到这里，她的眼圈泛红，泪花闪动。

所以，别人的生活只是别人的，真的不能比较，不能揣测，不能羡慕，不能当成自己生活的坐标或蓝图。每个人都有自己的苦处，每个人的生活都有一地鸡毛，看看谁能有本事把自己的一地鸡毛收拾起来，扎成一个鸡毛掸子，再用这个鸡毛掸子把自己的生活收拾得干净而明亮。

嫣然说，从来没有这样的机会，说说自己心里真实的感受。说得多了，我能感觉到嫣然慢慢地放松了下来。困意来袭，她顺势躺在了我们盘坐的榻上，写成一个"大"字。我说：反正是躺着，我们来做个小小的冥想练习吧。嫣然同意了。我只是简单地数了下一二三，让她安静下来，她便进入冥想状态，想起一个小时候的场景来：

她说在老家的厅里，有一个横着的杠子，平时小孩子都会在那里玩，也会蹲在上面大小便。她看到自己正在跟小伙伴们一起骑在杠子上玩，笑得很开心。然后来了一个邻居家的爷爷，他有一条腿不太好使，他让孩子们去帮他抬那条腿。孩子们一拥而上，拉拉扯扯，笑声像炸开了的锅……

场景消失，她说，她感受到身体的周围有能量的存在，就像波浪一样，一涌一涌地晃动着，包围着，在头和脚的位置尤其明显。她没有想到，在记忆里灰暗无边的童年，还有这么毫无理由的欢快和肆无忌惮的哄笑。她说，她感觉一下子放松了好多，心里也轻松了。

整个面谈的过程，我们提到了她生命过往中的很多人，亲人、朋友、同学、同事等等。我发现每次说到她先生的时候，她的嘴角始终挂着微笑，洋溢着一脸的幸福。虽然她抱怨先生太忙，也担心他是否有外遇，但她会说："幸亏我遇见了他！"

她伸了个懒腰，我们的面谈结束了。开始进入正式催眠中的情景回溯环节。

二 情景回溯

情景一：

我看见离海边不远的地方有一栋房子，屋顶尖尖的，门窗都是拱型的。房子前面有矮矮的篱笆，后面是一片花园。房子的旁边有一片铺满青草的山坡，山坡上站着一个女孩。她有一头长长的头发，穿着一身粉色的长裙。她面朝大海，神情忧郁。好像她一直在等待，等待她的爸爸妈妈从海上回来。她每天都在这里张望，但爸爸妈妈一直都没有回来。

……呀，她是一个外国女孩。（停了片刻，个案说出这句话，是很惊奇的口气，好像不应该这样似的。很明显，她的"小我"在一边看，并且有些意外。）

她长得很漂亮，20多岁的样子，大大的眼睛，白白的皮肤，又卷又长的头发随风飘着。看来今天是等不到她的爸爸妈妈了，她一个人缓缓地走下山坡，回到海边的那个房子，那是她的家。

她回到家中，一个人趴在客厅里的那个长条桌子上哭了好久。她很想念她的父母，但她却总也等不到他们。也不知道哭了多久，终于哭够了，她在心里忽然做了一个决定，不再犹豫，也不再悲伤。她拿着长矛骑着马出门了。

先是经过她眺望大海的那个山坡，然后继续向前。马蹄哒哒，尘土飞扬，直到再也看不见大海。走了好远的路，她来到了山脚下的一个村子里。经过村前的一条小河时，她看见很多戴着头巾的女人在那里洗衣服。这是一个牧民聚集的小村庄，本来一直是安静祥和的，但最近在离村庄不远的地方正好有战事发生。

她听到这个消息，不肯稍做停留，持矛跨马朝战事的一线飞奔而去。——她挥舞着长矛，拼命地厮杀，一个又一个的人在她面前倒下。然后，突然，她的胸口被刺中了，她就这样倒在地下死了。她死了，一切都安静了下来，一切都结束了。好像她没有伙伴，只有她一个人在跟所有的人厮杀，她也不知道为什么要去参加这场战争。

　　她慢慢地离开自己的身体向上飘去。她生前的几个画面闪现了出来：一个画面是她穿着长裙在花丛中跳舞，一个画面是她在大海边洗脚。这些画面很快就过去了。她这一生就结束了。

　　在这一生中，她体验到了快乐，无拘无束的快乐；体验到了分离。她学习到了应该充分地享受快乐。但她这一生的课题是理智，面对战争，她不需要贸然去面对，让自己白白送死。所以这个课题她完成得并不好。

情景二：

　　这是民国年代的上海，这是一处昏暗的酒吧。晃动的灯光，晃动的酒杯，晃动不安的人心。有一个30多岁的女人，浓妆艳抹地坐在一个角落里，她无声地抽着烟，看着眼前的人影，近了又远了。拥挤的酒吧，孤独的内心。她真的很孤独。

　　一个长得很帅的男人在她的对面坐了下来，开始跟她聊天。他离她很近，几乎要贴着她的脸了，他真的很爱她。然后接吻，然后拥抱。昏乱的灯光下，谁也看不清谁的脸，只有两颗在孤独中热恋的心在跳动。他送她回家，开车到了楼下，就分别了。这是一幢二层的小楼，别墅或者是豪华公寓的样子。

这个女人躺在家里的床上开始哭泣，暗暗地啜泣。她的丈夫已经死了，她没有男人疼。这不是最让人伤心的事。她伤心的是她遇见了这个男人，想跟这个男人结婚，但婆家人不允许她改嫁。

就这样过了不久，她生病了，病得很重。那个男人来看她，她的眼里有了光，那是生的渴望。——他们决定当晚私奔。他们在黑暗的夜里向前跑，跑过茂密的树林，跑了很久，一直跑到了很远的地方，在那里没有人认识他们。他们在树下紧紧地拥抱在一起，那种感觉太美好了！！她一生都无法忘记。

（场景转换）她已经50多岁了，她在山下种地，她的男人在山上打猎，他们不像之前那么有钱，他们一起住在山脚下的茅屋里。他们很恩爱，有一个不大的男孩子。后来她死了，死在了那个他们一起生活了很多年的茅屋里。死的时候，那个男人在床边握着她的手，她面带微笑，一脸平静。和所爱的人在一起度过一生，是幸福的。

这一生，她体验到了爱情的美好，体验到了什么是勇气。她从这一生中学习到要珍惜身边的一切，珍惜现在所拥有的一切。这一生的课题是做到与自己的心在一起！不被外在所诱惑！在酒吧里、别墅里的生活都不是她想要的生活，她想与自己相爱的人在一起，这才是她想要的生活！情景中的那个男人，就是她现在的丈夫。

情景三：

（催眠师引导个案进入另外一个时空。）我一直没有落到一个具体的地方，我还在半空中。（催眠师：没有关系，那就在半空中看看周围有什么？）

我看到下面有起伏的山坡、有农田，秧苗刚刚插到水里不久。我还在半空中，我继续在移动。……我好像不是人呀！（个案惊慌失措，催眠师却见怪不怪，一脸淡定地说：说不定就不是人！不是人也没有关系。）

我好像在飞，一直在飞，我是只蜻蜓呀！（恍然大悟，个案终于看清了自己。）

我飞到一棵松树上停了下来，只有我自己，停在那里。树下有泉水流过，这里的风景很不错。旁边有一头羊，我飞过去跟它玩。飞到它的左边，再飞到它的右边，停在它的后背上，逗它玩很有意思啊。——后来，我就死了。

蜻蜓在这短暂的一生中，体验到了快乐，也体验到了麻烦，总会有小孩儿去捉它，打它。但它学习到了及时行乐，它这一生的课题就是不断地给自己寻找快乐，这个课题完成得不错。

三　与潜意识对话

感觉画面看着差不多了，催眠师就开始呼请潜意识开始提问了。

催：请问潜意识，您给她看外国女孩子的一生，是想告诉她什么？

潜：在工作上不要贸然行动。

催：请具体解释一下。

潜：不要凭着一时的冲动去辞职、停薪留职。还有，她总是口比心快，还没有想好的事就说出来了，还没做最终的决定就告诉别人了。

催：关于什么方面的事情呢？

潜：她自己知道！（经常会有潜意识这样回答催眠师的问题。等催眠结束之后催眠师再去问个案：她说你知道的内容你真的知道吗？他们的回答往往是"知道"。所以遇到这样的情况，基本上就是潜意识与个案的"小我""心照不宣"的时刻。）

催：好的。在这个情景中，她在花丛中跳舞，在大海边洗脚，这些画面是想告诉她什么？

潜：生活中有很多美好的事情，她只需要静下心来去享受。

催：她也想静下心来，但她一直觉得自己无法安静下来做事情，这是为什么？

潜：因为她想要的太多了。

催：这些众多她想要的之中，她真正需要的是什么？

潜：内心的宁静。

催：有什么是她本不需要的，但生活中她却花费了很大的精力？

潜：别人的评价。

催：她刚才告诉我，她不知道下属怎么评价她，她的老同学怎么看待她，她并不在意别人怎么看她，也不会去刻意收集别人的评价。

潜：她很在乎。

催：她为什么那么在乎又故意装作不在乎呢？

潜：她害怕伤害。

催：是因为她太在乎了，所以，害怕别人的评价会伤害到自己，所以尽力选择漠视？

潜：是的。

催：如何面对别人的评价，才能保持内心的平静？

潜：把他们当狗屎。（催眠师：美女在催眠状态中爆粗口，竟然毫无违和感。反而觉得很真诚、很爽快！）

催：为什么把他们的评价当狗屎，才能保持内心的平静？

潜：因为那些并不重要。

催：真的没有必要因为别人的评价而影响自己内心的平静？

潜：对。（催眠师发现，今天遇上的是一位智慧、干练，说话简单直接、不拐弯抹角，不婆婆妈妈的潜意识。凭经验，我决定要把个案的问题问得更充分一些，以便获得更多的信息。）

催：在外国女孩这一生中，为什么要让她看到在山坡上一直等父母回来这个场景？

潜：有的东西是等不来的。

催：这对她现在的生活有什么启示？

潜：不要把希望寄托在别人的身上。

催：不要让她等到先生创业成功、实现财务自由了，再去实现自己的心愿。不要等待外部条件成熟了，内心再做出相应的改变。是这个意思吧？

潜：是。

催：您觉得个案会明白您的意思吗？

潜：会。

催：您给她看的第二个情景，夜上海酒吧里女人的这一生，是想告诉她什么？

潜：外在的繁华并不重要，内心的安静才重要。

催：这对她现在的生活有什么启示？

潜：她在意的东西太多了。

催：除了在意别人的评价，她还在意什么？

潜：她想要她的一切都是好的！这是不可能的事情。

催：她为什么想要与自己有关的东西都是好的？

潜：她追求完美。

催：为什么她总在追求完美？

潜：因为她不够自信。

催：这其中的逻辑是什么样的？

潜：她需要通过外在的好来填补和证明自己内在的部分也是好的。

催：她要通过外在的一切都好，来证明自己的内在也是好的，然后让自己自信起来？

潜：是的。

催：如何看待这样的逻辑？

潜：反了！她本来就很好！

催：她相信吗？

潜：她不相信。

催：那怎么办呢？

潜：她慢慢会信的。

催：您把最终的答案，也就是真相告诉她了，她需要通过一系列的事件慢慢地明白，绕一圈最终到达终点？

潜：是。

催：这个变化是如何发生的呢？

潜：（个案翻了个身，打了个哈欠。）——你的问题怎么这么多？（简单干练的潜意识有些不耐烦了，显然受不了刨根究底的催眠师了。）

催：嗯，我只是想让您解释得更清楚一些，这样会让个案更明白，对她有更大的帮助。——那这样吧，我不问问题了，现在，您有什么话想对嫣然说吗？

潜：我就是想睡觉。

催：好的，可以睡五分钟，五分钟之后我们继续交流。

潜：你别给我规定时间！！（这语气不容置疑！我服你了，好吧！）

催：好的，等您醒来，请告诉我。

（睡，还在睡……不醒，还不醒……前后大约有三十分钟。我都感觉自己也要睡着了。）

潜：可以了。（满血复活地归来。）

催：好的，非常欢迎回来。她为什么需要睡这么长时间？

潜：她太累了。

催：她为什么会这么累？是什么一直在消耗着她？

潜：心累。

催：如何做才能结束这样心累的状态？

潜：做自己。

催：您给她看一只蜻蜓的这一生，是想告诉她什么？

潜：要"及时行乐"。

催：她之前想的一直是"生于忧患，死于安乐"，不敢"及时行乐"！

潜：是的。

催：您告诉她要及时行乐，她就能够做到及时享受生活中点滴的快乐吗？

潜：会呀！（口气轻松，觉得这是一定的，很简单就可以做到。）

催：好的。嫣然还有很多的问题向您请教。她总是想得很多、很好，却又做不到，为什么？

潜：都不是她想要的。

催：那些她做不到的，都不是她真正想的，或者真正需要的？对她来说，那些不是最重要的？

潜：嗯。

催：没有必要为没有做这些事情而焦虑和懊悔？

潜：是。

催：为什么她总觉得时间不够用？时间都去哪儿了？

潜：花在了无用的事情上。

催：什么是无用的事情？

潜：她不喜欢的事情对她来说就是无用的。

催：难道不喜欢的事情都可以不做？

潜：跟着心的感觉走。

催：我也认同这个答案。但是，嫣然跟我说她感受不到自己的心，不知道自己真正喜欢和想要的是什么？这怎么办呢？

潜：问她自己，她知道！

催：您觉得她能分得清哪些是自己喜欢的，哪些是别人觉得好的？

潜：是的。（这里的潜意识是一副"我不管你，你知道"的神情！）

催：为什么她总觉得自己很紧张、很焦虑？

潜：她想得太多了。

催：为什么她想放松也放松不下来，她在担心什么？

潜：以后她就可以放松下来了。

催：为什么之前不可以，以后就可以了？

潜：因为她体验到了。

催：她体验到了放松？她什么时候体验和学会了放松？

潜：现在。

催：您确定她通过今天的体验，知道了什么是放松的感觉，以后想放松的时候就可以放松下来？

潜：对。

催：太好了。她说她经常活在自己的头脑里，感觉不到自己的感受，也感受不了别人，她想更多地活在当下。这次催眠之后，她这方面也有转变吗？

潜：嗯。

催：这个转变是如何发生的？请告诉她。

潜：自己就发生了呀。（一副"这也需要问"的口气，感觉这是理所当然的。）

催：她自己相信吗？

潜：相信。

催：为什么她的人际关系一团糟糕，没有真正的朋友？

潜：她不需要。

催：那她以后不需要因为没有朋友而感到苦恼？或者刻意去努力建立、维持朋友关系？她可以自得其乐？

潜：是的。

催：并不是有很好的朋友才是正常的？

潜：是。

催：非常感谢您的确认。她为什么做事情总是虎头蛇尾、三分钟的热度？

潜：想要的太多。

催：想要的一些东西并不是她需要的？坚持不下去也并不可惜，没有什么损失，是吗？

潜：是的。

催：她为什么容易受到别人的影响，自己不够坚定？

潜：她不知道自己想要什么。

催：她现在知道自己最想要的是什么了吗？

潜：内心的宁静。

催：她知道如何实现内心的宁静吗？

潜：去做喜欢的事情。

催：她也有很多喜欢的事情，比如手工、园艺，但是她又没有时间去做。每天光必须做的各种事情就已经迫使她忙得团团转了，根本没有精力去做喜欢的事情。

潜：安静下来就有了。

催：不管在做什么，只要安静下来，时间就会被放慢，然后拉长。就会知道哪个需要做，哪个不需要做。是这样吗？

潜：是的。

催：她以前有没有体验过安静的感觉。

潜：很少。

催：她知道那是一种什么样的感觉吗？

潜：她知道了。

催：你能不能现在给她一些画面或者感受，让她深刻体验到内心的安静以及安静带来的力量。

潜：好，像蜻蜓一样飞。

催：她能够把蜻蜓飞和安静的感觉连在一起吗？

潜：飞自己的，不要管别的。

催：当她感觉到紧迫、烦躁、慌乱的时候，她想起蜻蜓飞的感觉，能给她带来安静和力量吗？

潜：能呀！

催：像蜻蜓一样飞到底是一种什么感觉，能给我描述一下吗？好让她加深一下印象。

潜：就是像跳舞一样，跳自己的，不用管别的。

催：就像第一个画面里那个女孩子在花丛中跳舞一样，不用管别人的眼光、评价、标准？

潜：是的。

催：经常找到这种蜻蜓飞的感觉，在安静的心态下做事情，她就会越来越有力量吗？因为她有一个问题是，如何才能让自己越来越有力量。

潜：嗯，可以。

催：她觉得自己很多方面的能力都不够好，比如时间管理、员工管理等，她想确定一下，她是真的不够好吗？

潜：差就差呗，那怎么着了？

催：她自己不允许自己差啊！

潜：哪有什么都好的？！（一切都是被允许的，只有接受自己的不好，才可以安稳接受自己，才可以处在安静之中。安静下来了，一切就都好了。越不允许，不接受，就会越焦虑；越努力，越抗拒，就会越急躁。）

催：这是您的说法。那在她以后的生活中，忽然发现自己的某件事做得不够好的时候，她能够以这样的心态去接纳吗？

潜：她现在已经可以了。

催：比如说，她经常为女儿的表现着急。以后再遇到女儿的表现不是她期望的样子，她会有什么样的反应？

潜：那是她女儿的事情。

催：她之前会认为是自己没有拿出足够的时间陪孩子，没有为孩子做什么事情，或者自己的状态影响到了孩子，孩子才会有不好的表现，她会很自责。

潜：这跟她没有关系。

催：真的跟她没有关系？确定？

潜：是。

催：但是她感觉到她的紧张焦虑和不快乐的心情的确影响到了孩子。

潜：那也是孩子选择要体验的。

催：为什么她总觉得不快乐？

潜：这是她选择的体验。

催：是的，站在您的高度上来看，一切都是体验，嫣然会明白她选择这种体验是为了来学习什么吗？

潜：她将来会明白的。

催：面对生活和工作，她总觉得有一种无力感，无法去掌控。这是为什么？

潜：因为她想要的太多了。

催：她需要把力量集中在哪里呢？

潜：在自己的心。

催：我非常认同这个答案。但是我想知道这个答案会不会有效地指引嫣然的生活？她会理解这个答案吗？

潜：会的。

催：她现在手头有很多事情需要她去做，她想知道对她来说，当下最重要的是做什么？

潜：停下来！

催：在什么事情上停下来？

潜：她会明白。

催：确定？

潜：是的。

催：好的，那再谈谈她的工作。她最近有机会在工作上晋升为杂志的一把手，但她不太想做，觉得自己不擅长做管理，这件事您有什么建议？

潜：跟随自己的心。不想就不做呗。

催：但是不做老大，就可能退回到编辑的岗位上，她也觉得无聊。

潜：这些都不是她真正想要的。

催：她真正想要的是什么？

潜：安静。

催：具体解释一下！

潜：她喜欢一个属于自己的、安静的、独处的环境。她不喜欢纷繁复杂的环境。

催：她想辞职在家，照顾一下家庭，自己也休息一下。这个想法可行吗？

潜：有点难。

催：那怎么办呢？不当领导，不当员工，不回归家庭，哪里有一个适合她的安静、独处的环境呢？她现在的工作中能有这样的机会吗？

潜：关键在她自己。

催：请具体解释一下。

潜：她自己安静了，整个世界就安静了。

催：不管在哪个岗位上，她自己的心安静了，整个世界就是安静的，工作的环境就是自由的。并不是离开这里，去找到另外一个安静的环境。如果她的心是乱的，哪里都是一样的。是这样理解吗？

潜：是的。

催：不能用辞职来改变现在的状态？

潜：半年之后再说吧。

催：那这半年，她应该如何去面对工作？

潜：该怎么做就怎么做。

催：非常好，不是想而是去做。您觉得她明白吗？

潜：明白了。

催：她想提升自己各方面的能力，不知道如何才能更好地提升？

潜：每天进步一点点。

催：给她一些具体的建议，可以吗？

潜：坚持读书。什么书都可以。

催：如果她有三五天没有坚持，她会不会像以前那样焦虑、自责，觉得自己又没有做好？

潜：没有做好就没有做好呗！（催眠师无比赞叹潜意识的智慧。这与之前"差就差呗！"是一样的思路。或许只有这样，才能让个案真正地放松下来，不再刻意去追求完美！这是最适合她的"解药"！）

催：她觉得一直跟父母的关系不够亲密，如何改善？

潜：慢慢就会好了。

催：我感觉已经在向好的方面转化了。您需要提醒她什么吗？

潜：不需要。

催：如何增进他们的夫妻关系？

潜：玩点浪漫的事。

催：嗯，具体点呢？

潜：享受一下二人世界。放松下来，就有主意了。

催：她先生真的是那么忙，还是想躲开她的控制？

潜：真的很忙，也许有点躲她。

催：她先生什么时候能够创业成功，她可以实现财务自由？

潜：不要着急，半年之后。

催：怎样改进与女儿的关系？

潜：做好自己！！！（坚定而不容置疑。）

催：她女儿在她生命中的扮演什么样的角色？

潜：镜子。

催：照见了什么？

潜：她自己。

催：看清了她自己的控制、焦虑，看清了自己不开心的样子？

潜：对。

催：做好她自己，慢慢影响到她的女儿，她的女儿也会慢慢地像她一样开心起来？

潜：对。

催：她想再要一个孩子，您的建议呢？

潜：先别急。

催：是先把自己调整好，放松下来吗？

潜：是的。

催：她为什么经常感觉什么也不想做，也不想动？

潜：不想动就不动。

催：一段时间以来，她的胃一直在打嗝，这是什么原因？

潜：清理垃圾。

催：清理什么垃圾？

潜：都有。

催：有什么办法可以加速这个清理的过程吗？

潜：过一段时间就好了。

催：不需要做什么辅助的事情吗？

潜：不需要。

催：不断地打嗝这件事情是在提醒她什么吗？

潜：提醒她去觉察自己的情绪。

催：好的。那她患甲状腺结节的原因是什么？

潜：刚才说过了！

催：就是在面谈的时候说的，压抑的情绪吗？

潜：是的。

催：现在请为嫣然检查一下身体，还有什么其他的问题吗？

潜：……（一段安静的时候，感觉是扫描了一下全身。）没有什么问题。

催：甲状腺结节的问题如何解决？

潜：不用管，随它去吧。

催：肾现在的情况呢？

潜：没有问题。

催：现在请扫描一下她身体的能量状态。

潜：还行吧。

催：哪个点需要多注意一下？

潜：腰部需要注意。

催：怎么改善？

潜：多自我肯定一下！

催：让她更自信些，不自信会影响到自己的力量。每一次的自信，给自己点赞，都是给自己补充能量的过程？

潜：是的。

催：还有最后一个问题，嫣然此生的课题是什么？

潜：快乐！

催：请具体解释一下。

潜：她需要体验快乐！

催：她不需要提高自信，她更需要体验快乐？

潜：对。

催：那她以前为什么不快乐？

潜：想要的太多。

催：想要的太多，而忽视了快乐的本身。她以为得到那些想要的东西，就会快乐。其实是她在生活的点滴细节里，发现了快乐和激情，那些她想要的东西就会随之而来。她可以绕过这些后来设置的标准，直达快乐的目的地。是这样的吗？

潜：是的。

催：您觉得还有什么话想要跟嫣然说吗？

潜：没有。

催：她需要知道的都已经知道了？

潜：对。

催：在这次您跟我对话之后，她会有明显的转变吗？

潜：会。

催：为什么会发生这样的转变呢？

潜：她得到了休息。

催：在我这里睡半个小时与在家睡半个小时，跟我聊两个小时与跟其他朋友聊两个小时，有区别吗？

潜：有。

催：在这种状态下放松甚至比请假专门休息更有效果？

潜：是的。

催：被允许无限时地睡觉，可以控制自己休息的节奏，这对她来说很重要吗？

潜：是的。

催：在结束今天的对话之前，您还有什么话要告诉她？

潜：做自己！！！

催：她明白这三个字背后的意义吗？

潜：明白。

催：您对我还有什么话要说吗？

潜：挺好的。

催：好，我们今天就到这里，非常感谢。

催眠师说

太阳底下，没有秘密。我的催眠导师朵奶奶（朵洛莉丝·侃南）也曾经说过："很多个案不愿意说的，潜意识会告诉你！"

做完催眠，我看到了一个太在乎别人的评价而故意装作不在乎的嫣然，想要的太多却不知道哪些才是最重要的嫣然。所以很累，所以迷失。

潜意识解决问题的套路也很是高妙。三个情景，三个方面：工作、家庭、安静而自由的心，总体又只说了一个问题：那就是发现快乐，及时行乐！这其中，又以让她感受到放松、安静和自由的"蜻蜓飞"为高潮。你是否发现，前两个故事，嫣然还是用第三人称"她"的角度来讲述故事。等到蜻蜓那一生的情景时，她的原话是"我是一只蜻蜓！"这样才可以让她更深刻地体验飞翔的自由和自由的力量。

还有另外一点，需要多说几句：我一直强调催眠和睡眠的区别，但是，这一次，睡眠成了催眠的过程中不可缺少的一部分，从这一点，个案体验到了自我掌控、无限放松。可以说，没有这半个小时的睡眠，就不会有后来极好的催眠效果。这是个案需要体验和学习的重要内容——重视自己的感受，满足自己的要求！

众生皆有使命

引子

每个人都有自己独特的人生使命，不管你是否相信，它就在那里。

总有一些人在不断寻找着，总有一些人在虔诚实践着。很多来催眠的人，会在问题清单上，赫然写着这个问题："我的人生使命是什么？"而每一场揭示个案人生使命的催眠，都给我带来无限的力量和感动。

一 与个案面对面

2013 年的元旦，我给 QY 做了一次催眠，这对我们两个人来说都有着不可估量的意义。

QY 是我们催眠班上的同学，相识的第一眼，便有一些惺惺相惜的感觉。后来她约我给她做一次催眠，也不知道什么原因，我硬是从 2012 年，拖到了 2013 年。在这之前，QY 已经被催眠了很多次，但是，还没有看到过清晰而完整的情景回溯。

因为都是催眠师，很多催眠的注意事项和面谈时的潜指令都可以一并省去。聊完了生平经历，看过了问题清单，我们就开始催眠了。我们都不知道，这一次催眠，潜意识要把她带向哪里。我们也并不知道，这一场催眠将在强大的能量场中揭示她的人生使命。

二 情景回溯

QY 顺利进入催眠状态，让我高兴的是，她开始向我们描述非常清晰的画面。

情景一：

我看见了一团紫光，但是我进不到紫光里去。

紫光里有一艘很大的白色的游船，从我的身边驶过。……（观察、定位之后）我发现我是桥，一座铁桥，跨越海峡的一座铁路桥。我看见天上的太阳在云朵的后面，发出橙色的光。海风吹过，一切都很美、很舒服。

这座桥刚刚建好不久，我成为一座桥的时间并不是很长。我感觉后面的路还有很长，我需要调整好心态。我刚刚来到这里，我还需要在这里待很长时间。我很喜欢看海上的风景，看着船在我身边来来往往。也有很多的火车从我的身上过去，我是一座铁路桥。我觉得能在这里做一座桥是一件很有意义的事。

忽然有一天，我不想再做桥了，就不再做了。在这一世中，我学习的课题是享受承担，承担是一件很快乐的事情，所以要享受它。

当我不做桥的时候，我是一团发光的能量，在天上飘着。太阳就要落下去了，周围没有同伴，只有我自己。

情景二：

我看见了一个湖，很大的湖，看不见对岸，旁边有一条乌篷船，近处是芦苇和草地。这是一个夏季。我是一只凶猛的动物，在这里等待属于我的猎物。我知道了，我是一只华南虎，在山下的湖边等待来喝水的大雁。我看见大雁落了下来，又看见它们飞走了，我没有出击，我好像并不饿。（QY后来说，她觉得大雁在夕阳的映衬下飞过来的样子好美，她不想再去捕杀它们了，就这样看着它们飞走了，还劝自己不饿，还能坚持。）

我回到了森林里，住在一个山洞里，洞里满地都是吃剩下的骨头。这里没有别人，只有我自己。我看见我是一只雄性的华南虎，头圆圆的，长得还挺可爱的。

有一天，我踩到了猎人放置的捕兽夹，我的左脚被夹住了。我坚持在走，想离开这里，找一个安全的地方。我离自己的家太远了，感觉走不回去了，我看到我的左脚在流血。因为流血过多，我已感觉到头有些晕了。我没有办法再去捕食了，最后就这样饿死了。

这一生的感悟是，还是做物体好，因为做物体不会伤害到别人。

三　与潜意识对话

看完这些画面，我们开始呼请潜意识，寻找问题的答案。

催：您为什么要让她看到这两个情景？

潜：因为她面谈时提出的一些问题，所以给她看了这两个情景。

催：具体是回答她的哪些问题呢？

潜：你来问一下她的问题清单，我再一一回答吧。

催：好的。她说最近作息时间很不规律，自己也不知道是为什么？

潜：那是在帮她调整，过一段时间就好了。你先等一下，我先为她调理一下身体，她的身体还是有些堵，所以我说起话来还是有些费劲。（潜意识开始为个案调整身体，个案躺在床上各种伸转扭动。）……好像胸部已经通了……嗓子还是有些堵。……好了，可以继续问了。

催：前些日子，她在做完昆达里尼后，肩部一直不舒服，为什么？

潜：还是因为她不愿意动。那天是强迫她动了一下，但她自己心里不想动，她不接受。她现在需要抽出一点时间去动一下，让她做做瑜伽。

催：她的潜意识和别人的潜意识给她的指导有时不太统一，她对此感到困惑。

潜：其实答案是一样的，只是理解的角度不同。如果换个角度去思考，都是一样的。

催：她现在除了做催眠，对其他事情都不感兴趣，如何处理？

潜：她对自己的要求跟其他人是不一样的。

催：那她的服装店要如何处理？

潜：先玩着做催眠吧。集中精力把现在的衣服处理掉，就不再做服装的生意了。这要到明年二三月份吧。

催：她问可不可以把服装店交给妈妈管理？

潜：她需要很正式地问一下她妈妈的意愿。

催：今年春节她在哪里过比较好？

潜：我看到了好几种可能性。她本人比较喜欢在北京过年，但是在北京过年会产生各种负面的能量。让她自己选择吧。我给她答案没有太多的意义。这是需要她自己去体验的，怎么选择都是一种体验。（我在刚刚成为一名催眠师的时候，对于这样的答案，总是不满意的。因为我觉得这样的潜意识好像不负责任啊，这样的答案等于没有答案，说了跟没说一样。现在再来看这类的答案，觉得好有爱，有内涵，有智慧。是的，"怎么选择都是一种体验"，没有对与错，没有好与坏，一切都是被允许，被支持的，关键是我们的自由意志如何去选择。如果所有的问题都有了标准答案，所有的前路已被指定唯一的道路，人生该是多么的无聊而乏味。）

催：她说她内在真的很恐惧，但是她不知道她的恐惧来源于哪里？她要如何去面对这些恐惧。

潜：这是今天给她看桥的一生的原因。她的恐惧其实是来源于未来。

催：您这样说，我还是不理解。

潜：你慢一点，让我说完。……你等一下，你先别说话，我整理一下怎么说……（感觉此时的潜意识传递过来了大量的信息，一时无法组织成流畅有逻辑的语言表达出来。）

我一直催她去做催眠，你们都需要帮助她。因为现在很多人都开始觉醒和转变了。她的选择是做最后收尾的那一批人。她已经练了很多世的承担，就是为了这一世，她会帮助很多人来转变。而且她最后会面对那些最麻木的麻木，最邪恶的邪恶。这是让她恐惧的事情。

她会一直在这里——承担。她虽然练了很多世的承担，但跟这一世相比，都不算什么，这是她恐惧的来源。其实这件事不想要告诉她，但是她一直在问。（这是 QY 第一次听到她的人生使命。催眠之后她分享说，这个答案让她不再那么恐惧，反而内心生出一种超级孤独的感觉，感觉自己的心里一下子空了。）

催：好的，我明白了。我佩服她的勇气。那为什么她还需要三年才能做催眠师呢？

潜：这就是之前告诉她的，她跟你们是不一样的。她所面对的那些人，需要她非常小心而专业地去面对。

催：在生活安排上，她以后会有孩子吗？她的家人希望她要一个孩子，但她本人不喜欢孩子。

潜：她不会有的，也没有必要。

催：她最后走，会去哪里呢？

潜：她最后会变成光，跟我们在一起。她一直看到的那一片紫光，是潜意识存在的地方，是所有人的潜意识存在的地方。我们一直很关注她，她也一直在看着我们，但是，现在还不能让她走进那片紫光，能量还是不一样的。

如果她今生的功课完成得很好，最后，她就会变成光，跟我们在一起。（听到这一段话，我真实地感受到，我们从来都不是孤独的，我们一直是被照看着的、被眷顾着的。潜意识从来不会遗忘任何人。如果我们感到孤单，只是我们忘记了与他们的联系而已。而他们，不管我们是否感觉到他们的存在，他们都会一直在那里关注着我们，随时为我们提供帮助。）

催：知道了，我可以继续问问题了吗？

潜：不要太多，尽快，否则她会比较累。

催：她为什么不能成功地催眠她妈妈和她老公，她比较纠结这个事。

潜：继续练习，这就是放在她身边的压力，她前进的动力。如果她一直做得顺利，就不会提高对自己的要求了。

催：她想知道什么时候可以不用催眠，直接跟潜意识沟通？

潜：现在还没到时候，她需要特别地精进她的技术，如果她的技术达到一定的程度，我们才能让她这样做。跟刚才问题的答案是一样的。

催：她现在还在练习阶段，没有打算收费，但是就出现了她的第一个个案，给她包了一个红包，她觉得有些意外。

潜：这是她要求的，她要求给她一点动力，让她继续做下去。所以，我们就安排了这个个案给她。这个个案是临时安排给她的，出现得很突然，这一点她也能感觉到。

催：有个同学想做一个催眠工作室，她适合加入吗？

潜：可以一起合作，大家都可以在一起做，在一起多交流。其实那个同学也没有想好，大家可以把自己的想法都交流一下。

催：她需要减肥吗？她觉得现在很好，但她的家人希望她能瘦一些。

潜：这就是给她看老虎那一个情景的原因。因为她之前是饿死的，所以，她这一世会胖一些。减一些也行，但体重大一些，她会觉得有安全感。胖点瘦点都挺好的。（很多人今生肥胖的原因，是曾经有忍受饥饿的经历。）

催：为什么人与人之间会有吸引和排斥？

潜：跟震动的频率有关系，跟能量有关系，跟前世有关，跟设定也有关系，跟很多方面都有关系。

催：她对潜意识很好奇，你们也是有年龄、有性格、有喜好的吗？

潜：我们也是有年龄的，但是我们的年龄跟地球的年龄不同。按地球上的年龄来说是很久远、很久远的，我们的一岁和你们的一岁不是一个概念。我们的性格不是很明显，没有人类那么明显。

有的时候，潜意识的性格跟个案的性格是有关系，是个案性格的一种体现。潜意识也是有爱好的，我们更喜欢创造什么。大家都是会创造的，但我们更偏爱于创造什么。

催：她的问题清单已经全部问完了，可以再随便交流一下吗？

潜：可以。

催：能问一下我跟她的关系吗？

潜：你们振动的频率比较像，但是你们两个人的能量不是一种。

催：为什么我们前一段时间就约好了催眠，直到今天才见面催眠呢？我感觉我之前一直犹豫，不想催眠她？

潜：因为时间还没有到。

催：刚才您提到了扬升和觉醒的话题，我想问一下，大面积的觉醒是什么时候，能不能给我们一个具体的时间？

潜：不会太久了。

催：我还是不太理解，我们会怎么扬升？

潜：它会以一种你们喜欢的方式出现。你们喜欢的扬升是什么样的，它就是以什么样的方式出现。

催：目前，我觉得我还是成长得太慢了。工作没有太多的热情，催眠也没有太用功。按照以前的标准，这可能不算好，但的确比以前的日子过得放松多了。

潜：你觉得舒服就是好的。

催：刚才我们提到的大地震，我在其他的催眠过程中也遇到过。这是我们将要面对的场景吗？还是只是一种象征？

潜：这是很多能量的释放。比如说地震、火山，极端的天气，大雪。

催：对于我们的催眠，您有什么需要提醒我们的吗？

潜：催眠要慢慢来，顺其自然，你们需要拿出一定的时间来催眠，但不需要太大地影响你们的生活。保持心态的平和，在心态上不需要有太大的转变。至于怎么选择，都是你们的选择。这是你们现阶段的要求。

催：我前几天做了一个催眠，帮个案疗愈她的脚，当时说疗愈已经发生，已经好了。我昨天收到她的反馈，说脚上有一个筋，忽然很疼。我想知道这是为什么？

潜：稍等一下，我看看……（这是一种很典型的潜意识去查找信息的方式。）她内心还是有些抗拒，不想接受催眠。物理意义上已经好了，但她还不相信这样就可以好了。

催：那我应该做些什么呢？

潜：慢慢会证明给她看的。

催：好的，另外还有一个问题，朋友家有一个叫小鱼的宝宝，刚出生三四十天，最近一直咳嗽。我们想帮助她一下，您能帮忙看一下情况吗？

潜：稍等一下。……她不太适应地球现在的能量，她是一个蓝色的水晶。

催：我们可以帮助她吗？她那么小，让我们有些揪心。

潜：你们帮不上太大的忙，主要是能量的问题。你们多去观想白光，去保护那个小女孩。白光的力量很强大，比你们想象的都强大。经常用白光观想一下她，可以保护到她。

催：你现在感觉有些累了吗？（个案开始不断地翻身。）

潜：是有些累了，一直连接得不是很好。

催：还有什么话，您需要跟 QY 或对我说吗？

潜：先跟你说吧。……QY 说谢谢你的帮助，她很喜欢你。好的，现在是我（潜意识）的了，不是 QY 说的了：你会很好的，你可以抽出更多的时间做催眠。你暂时不需要单独考虑租一个催眠室的问题。多爱自己，然后才能爱大家，爱更多的人。

催：非常感谢。您还有什么话对 QY 说吗？

潜：……已经告诉她了。（是直接从心里告诉了她，没有通过有声的语言表达出来。）

催：最后一个问题，今天您告诉我们的这些消息，可以分享给更多的人吗？

潜：可以的，她也不会介意的。

催：现在可以结束了吗？

潜：我们还会再见面的。

催：谢谢，谢谢您！！

催眠师说

2013 年元旦做的这场催眠对我个人来说是一场影响很大的催眠。这之后的几天内，我一直都处在高能量的状态中。我只要一想到这次催眠过程中的一些场景或对话，我就觉得有强大的能量进入身体，明显感到能量的滋养和呵护。在此之前，我做的催眠中，剧情的主角都是人，或者是不在地球上的外星人、能量体之类的。这次催眠的两个简短的情景，都是在地球上的非人的物体。这让我开始学会换一个视角去看待周围的一切，感觉到周围的一山一石、一草一木、一桌一椅都是有灵魂的，有感情的，它们也是一个生命的过程，它们也是来学习和成长，也是来攒积分、练肌肉的。我忽然对周围的一切，开始怀着一种感激、一份敬意、一种认同，经常感觉到它们跟我是一样的，或者是我的一部分，这样的感受和体验让我的生活发生了很多微妙的变化。

世界那么大，你敢去看吗？

引子

辞职，是结束，也是开始。

"世界那么大，我想去看看。"这一句话，不知道戳中了多少人的心。可是，人到中年，哪来那么多的勇气，那么多的任性，想辞职就可以辞职呢？往往，我们晚上想得热血澎湃，心已开始周游世界；早晨起来还不是洗洗脸，照常上班。

辞职，何其易？何其不易？

一　与个案面对面

　　珍从漠北塞外的三线城市坐飞机来北京找我做催眠。她供职于四大国有银行之一，在中层管理岗位上做了十来年，在当地过着中产阶层的生活。她与先生是大学同学，家有女儿初长成，乖巧可爱，成绩优异。在外人的眼里看起来光鲜亮丽的生活，她自己却觉得腐味弥漫，毫无生机。她说，做金融不是她的理想。考大学报了一个她不喜欢的专业，毕业又找了一份她不喜欢的工作，她感觉自己的人生一误再误。她想到自己未来的20年都要继续在同样的环境中做着类似的工作，就感觉惶恐。如果现在不做出抉择，她一眼就能看到自己之后的人生轨迹。她甚至能想象出在这个城市退休养老的生活。而这些，都不是她想要的。

　　辞职的念头时有萌生，她却迟迟不敢行动。一是因为经济压力，她现在的工作是家庭收入的主要来源，上有老下有小，她不想因自己的任性影响了一家人的生活质量。二是前途迷茫，辞职容易，那将来做什么呢？做什么可以既有浓厚兴趣，又有可观的收入？有钱有趣的生活，是否只是一个童话，一则谎言？她确定，现在这一切不是她想要的生活，但是，想要的生活又是什么样子，创造自己想要的生活又从哪里起步？

　　我们在一起聊了很多，感觉话都说完了，就开始进入催眠模式。

二　情景回溯

　　珍很快进入了催眠状态，画面开始出现：

情景一：

我站在一片茂密的树林之间，树干挺拔整齐，树叶翠绿欲滴，脚下是一条看不到尽头的平坦大道。我一个人赤着脚走在这条路上，四周非常安静，我感觉到很舒服，很有安全感。慢慢地，路上来往的行人多了，树叶变成了黄色，好像到了秋天。我看到路边有些房子，炊烟袅袅，让人很安心。我找到路边一个长椅坐了下来，觉得很放松。

（场景转换）我看到了自己出生的那一天。我感觉自己很幸运，能成为妈妈的女儿。妈妈虽然很疲惫，但很高兴。我感觉除了对妈妈很亲近，其他周围的一切都很陌生。我看到了爸爸，他对我笑了笑，我就感觉不陌生了。我还看见了姥姥，她用尿布包着我，把我抱在怀里。我感觉很温暖，很安全。爷爷在旁边帮不上什么忙，只是看着。我躺在妈妈身边，感觉很温馨。我一直看着妈妈的脸，她很漂亮，很爱我。

（场景转换）我的女儿出生了，她躺在我旁边的婴儿床上，我躺在医院里，觉得很幸福。想到自己能够平安地把她生下来，我很激动。身边来来往往的护士忙碌着。我老公和我妈妈、婆婆在外面等着。一见到我们，老公就给我盖被子，怕我着凉，我告诉他我和宝宝都很好。

（场景转换）我走到了生命的尽头。大概90多岁吧，不过看上去没那么老。我躺在床上总结我这一生，盘点自己到底做过哪些有意义的事情。我向家人安排好后事，希望我走了以后他们不要哭。死亡不可避免地来临了，这一生结束，我终于明白，我这一辈子应该多做点有意义的事，多创造财富，把家人照顾好！

情景二:

我看见自己是一个健康的农妇,拿着工具在院子里干农活,这些平时都是我男人打理的。院子很大很干净,一对儿女正在打闹嬉戏。干完活,我去厨房灶台边给他们做饭,我做了米饭和烩菜。我看到男人干农活回来了,我准备好饭菜,大家围坐在桌子前开始吃饭。男人讲他一天的有趣见闻,孩子们叽叽喳喳的,我感觉非常幸福。

(场景转换)我回到了结婚的那一天。这是一个古朴的中式婚礼,我坐着花轿来,然后拜天地。很多亲朋好友前来祝贺,我觉得很幸福。我很乐意嫁给我的男人。仪式结束了,我给大家敬酒。

(场景转换)我又生了一个女儿,心里非常高兴。一家人都在一起:老公、大儿子和大女儿、公公婆婆、爸爸妈妈对这个孩子的到来都非常高兴。

(场景转换)我躺在床上,觉得自己的日子到了。我已经把所有的后事安排好了,看着男人和孩子们都在身边陪伴着我。我这一辈子就是把孩子抚养大,教育成人,做一个好妻子、好妈妈就足够了。

情景三:

我在书房看书写东西。我用一支黑色的钢笔在笔记本上写下对生活的感悟:知足、感恩。写完后看了一会儿书,是育儿类和心灵提升类的书。看完书我去陪孩子,给他们讲故事,陪他们玩,直到他们困了上床睡觉。

后来,我写的书出版了,是心灵成长类的书。这是我第一次出书,一上市就很受欢迎,我感觉很开心。在书中,我分享了自己的心路历程:妈妈得到了提升,孩子也自然会得到提升,不用特别把精力放到孩子身上。我坚持禅修、打坐、内观,我还自己学习中医,照顾家里人的身体健康。

我还在书里写了：一个好妻子福泽三代，教育好一个好女儿也会福泽三代；要学会感恩和换位思考，如果遇到不顺心的事情要先从自己身上找原因，肯定是自己身上有某种不好的信念吸引了不好的事情；要控制好自己的情绪，没有宗教信仰的人也可以吃素。书里还分享了关于友谊的部分：就是在朋友需要帮助的时候一定要竭尽全力提供帮助；还有就是懂得聆听，学会闭嘴。现代人都是急于去表达自己，可以通过禁语的练习去学会闭嘴。因为很多读者买了我的书，学会了幸福生活要从改变自己开始。书出版之后给我带来了名利，我也没有想到自己的随笔能够有这么大的影响。

再后来，我自己的养生馆开业了，都是用传统中医的方法帮人疗愈、养生。这是和老公合伙开的。我还在旁边开了一家素食餐厅。现在我的时间很充裕，每天都很充实。

（场景转换）我来到生命的最后一天，我在医院里，也没有什么大病，只是很虚弱，已经垂垂老矣。我躺在病床上，家人围在四周。我觉得这一生干了很多事情，最骄傲的是教育好了子女，他们都长大成人，而且很优秀。我有些遗憾，这一生本应该更多地支持老公。

我明白，我此生的任务是：帮助女性学会成长；知道的要去实践；珍惜亲情和友情；利益不是做事的第一目标；更多地推广健康理念。

三　与潜意识对话

催：您给她看第一个人生过程，是想告诉她什么呢？

潜：活着的意义。

催：那从生到死，在这期间，活着的意义是什么呢？

潜：照顾好家人。

催：您觉得珍现在做得怎么样呢？

潜：没有太多时间照顾家人。

催：她的时间都用来干什么了？

潜：工作。

催：工作不也是在为社会创造价值吗？

潜：不是。

催：那她工作的意义是什么呢？

潜：没有意义。

催：她现在的工作是没有意义的？

潜：对。（潜意识惜字如金，一连几个问题，都是用三两个字回答我，对待这样个性的潜意识，我只有多提问一些了。）

催：那就是说她应该把现在工作的时间挪出一些来照顾家人，是吗？应该把家人照顾好，她现在照顾得太少了，是吗？

潜：是。

催：她也觉得不喜欢现在的工作，继续现在的工作是违背内心最真实的想法的。但是她又想多做点事情，您是觉得她应该做点别的什么事，至少是不能继续做现在的工作了？

潜：是。（坚定、利落，不拖泥带水。）

催：好的。您给她看第二个情景是想告诉她什么呢？

潜：一个女人很重要的幸福就是照顾好家人、协助好老公。

催：那您觉得珍应该怎么做呢？

潜：要做好贤内助，但也要有自己的事业。

催：这两者并不是非黑即白、不可兼顾的？

潜：是的。

催：那您给她看第三个人生情景，是想告诉她什么？

潜：这才是她想要的生活。

催：她其实知道自己想要什么，知道自己喜欢什么，是吗？

潜：对，应该知道。

催：但她为什么不能去过她向往的生活？最大的阻力是什么？

潜：经济原因。

催：但她可以从每天写下自己的人生感悟开始，不是吗？

潜：对。

催：并不是说要一步到位，直接开一个养生馆和素食餐厅。

潜：是。

催：我觉得她已经设想得很完善了，但她这一生有一个遗憾，没有更多地帮助她先生。您想给她提醒什么？

潜：多聆听一下她先生的心声。

催：哦，多听一下他真实的想法。她知道应该怎么做吗？

潜：在她先生说话的时候，多听、少说，甚至不说。

催：先学会闭嘴，去听，听她先生说完了然后再反馈自己的意见，表达自己的想法？

潜：对。

催：我觉得珍是一个不停在思考和追寻的人，一个走在路上的人。她想知道，她生命存在的意义是什么？对于这个问题，您想告诉她什么？

潜：多做点有意义的事。

催：什么样的事是有意义的？什么样的事是没有意义的？这个标准是什么？

潜：帮助别人，成就自己。

催：帮助别人比较好理解，什么样的事情是成就自己呢？

潜：智慧的提升和心灵的提升。

催：就是不停地提升自己的意识水平，充实自己的内心？

潜：对。

催：您觉得她应该如何做才能保持这种追本溯源的心呢？

潜：花更多的时间看书、思考，和别人交流。

催：那她还要花很多时间去照顾家人，照顾孩子，这时间从哪里来呢？

潜：从现在的工作上。

催：她现在花在工作上的时间很多吗？

潜：加班，天天加班。

催：如果继续做现在的工作，她就不可能有那么多时间去读书思考、照顾孩子？

潜：对，不可能。

催：她说，她不想做现在的工作了。她考虑要不要去一个新教育的学堂里当老师？

潜：她可能不一定适合和孩子打交道，至少目前的状态不适合。（哈哈，潜意识的回答真委婉，措辞也无限温柔。）

催：也就是说，现在去做一名老师并不是最合适的选择？

潜：嗯。

催：好的，那她目前的状态适合去做什么工作？或者以一种什么样的状态生活对她来说最有利？

潜：和有觉知的人打交道。

催：如何才能和一帮有觉知的人互动交流呢？

潜：通过网络。

催：通过网络去认识和结交一些有觉知的人。然后在跟他们的互动中提升自己？

潜：嗯。

催：那您给她展示的那个写作、出书，获得一定的名利，然后再开养生馆的道路，是适合她的吗？

潜：只要她在学习，应该是适合她的。（这答案，同样的委婉！潜台词是现在看还不太可能，通过不断地探索和提升，应该是可以实现的。）

催：她想辞职，却一直犹豫什么时候离开比较好？

潜：她自己想吧！

催：她一直在为经济担心。您觉得经济负担对她来说是一个很严重的问题吗？

潜：还好吧。（感觉是有些问题，但没有那么严峻。）

催：您可以站在一个更高的角度展望她的未来，她未来的经济财务情况会怎么样？

潜：未来经济应该是不错的。

催：就是说经过一段时间的工作调整和学习提高，未来的经济情况是不错的？

潜：嗯。

催：珍想再生个孩子，但觉得经济条件不允许。她未来的经济情况能够支撑她再生一个孩子吗？

潜：可以的。（坚定地说。）

催：您很确定她再生一个孩子，教育费用是没有问题的？

潜：对。

催：您给她看了这三个女人的一生都是不停地在养育孩子，您觉得她这一辈子，就是要花一些精力去抚养孩子吗？

潜：是。

催：不只是一个孩子？

潜：对。

催：因为她在担心经济情况如果不好，无法为孩子提供良好的教育环境，会对孩子的成长不利。您觉得在培养孩子这个问题上，最重要的是什么呢？

潜：父母的成长。

催：她想要选择一个她比较认同的新教育学校，这事需要现在决定？还是以后会有更多的选择？

潜：等孩子6周岁以后吧。

催：现在不要考虑这个问题是吧？那现在最重要的、迫切的问题是什么？

潜：调整她自己的状态。

催：您觉得她需要从哪方面着手？

潜：调整工作状态。

催：她需要伏下身子、集中精力先做好一段时间的工作，还是及早从这份工作中抽身？

潜：抽身。

催：即使后面没有一份特别稳定的、明朗的工作在等她，她也必须从这份工作中抽身出来？

潜：嗯。

催：只有离开她才有时间去提升自己、照顾家人，是吗？

潜：对。

催：她有没有可能，先结束这个工作，然后自己学习成长一段时间，再考虑下一份工作？不着急去做一份新的工作，有这个可能吗？

潜：可以的。最好是先平静一段时间。

催：调整一段时间再开始下一份工作，但是，她可能会比较焦虑。她会觉得，哎呀，我这个月没有收入，家庭的支出还是摆在那里，她老公就会有很大的压力。

潜：不需要担心。只要她老公支持，她就可以完全放心。

催：那您觉得她把工作辞掉，把精力放在家庭、孩子和自己的学习上，这个计划她老公会支持吗？

潜：估计目前不会。

催：为什么她老公会不同意、不支持呢？

潜：她老公也在担心未来。因为她老公担心换一份工作，彻底离开金融行业，不一定很快有稳定的收入。

催：如果暂时没有稳定的收入，会对他们的生活造成很大的压力吗？

潜：嗯。目前来看是比较大的。

催：预计她会休息调整多长时间？

潜：一年。

催：您觉得有一年的这样收入不稳定的、有经济压力的生活，但这一年过去了，她会走在一个更高的平台上，是吗？

潜：对。

催：如果，她一直不辞职，维持现状，一年之后会怎么样？

潜：她的状态会越来越差的。

催：那她如何才能获得老公的支持？

潜：需要很多外援。

催：需要谁的支持呢？

潜：从这条路上走过来的人。

催：好的。那这些外援从哪里来呢？她现在的朋友圈子吗？还是网上认识更多的人？

潜：不是。像你，你不就是从这个圈子走过来了。你们是同龄人，你们都可以和她老公多交流，会对他有所触动的。

催：他会觉得，哦，有很多人都这样走过来了，在做自己喜欢的事，所以，暂时的经济困难是值得去面对的。

潜：对，有示范作用。她老公是比较谨慎的人，想问题比较全面。有示范他才会有信心。

催：好的，我愿意给他分享我走过的路。我很好奇，为什么她先生是一个非常谨慎的人呢？是什么原因导致他这样的性格？

潜：他也是从农村一路考上来的，能到今天这样的生活很不容易，他很珍惜。

（潜意识的温柔的语气里充满着无限的理解与包容。简单的一句话，流露出了多少同情，多少无奈。我忽然想到了许许多多跟他一样的人：数年的寒窗苦读，通过千军万马过独木桥的高考制度，一个人单枪匹马，杀出重围，从农村来到城市安家落户。他们知道自己是多么的幸运，与自己的堂兄弟、表姐妹、亲同学，发小们相比，他们已经过着人上人的生活了。他们全力以赴地工作，格外珍惜自己现在得之不易的工作机会。当然，努力工作的背后，还有另一层的意味。只有他们知道，在城市之中，他们是多么的疲惫，多么的脆弱、不堪一击。结婚、买房、买车，养娃、养老，都要靠他们自己，家里的亲兄弟、亲姐妹、侄子外甥，都需要他们帮助，甚至还有七大姑八大姨都需要他们的救济，因为自己在读书的时候，也曾受到了他们的恩惠。他们用尽全力爬到一个新的平台之上，却无法施展自己的手脚大干一场。因为当年单枪匹马地杀出农村，断掉自己自然滑行的人生轨迹，其实已经断掉了所有的支持与后援。他们不能不谨慎，不能不保守，不能不求稳。如果有任何的风吹草动，天灾人祸，对他们来说，都是致命的打击。一着不慎，便满盘皆输。）

催：她会理解她老公这样的性格吗？

潜：她会理解。

催：非常好。珍有近视眼的问题，她说原来是五百度，现在估计有六百度了。她想知道，她为什么视力越来越差？

潜：她总是担心自己的未来。（很多近视眼问题，都与这个原因有关，大家可以面壁反思，对号入座，看一下自己有没有这个问题。）

催：当您让她看到未来的状况还不错的时候，她的视力会有所好转吗？

潜：会有所好转。

催：还需要做些什么，让她的视力变得更好呢？

潜：更多地支持她老公，她老公需要一种事业上的成就感。

催：那她具体应该怎么做呢？除了聆听，她还需要做什么？

潜：多关注一下老公的状态。

催：请具体解释一下？

潜：她老公的事业心比较强，但是脾气比较急，容易被一些小事牵绊。她需要及时调整他这种状态，让他看开、放开。

催：就是及时提醒她老公不要被一些小事蒙蔽了，及时疏导，让他保持一个好的状态。

潜：对，她老公经常被一些不值得生气的事儿牵绊住。

催：帮助她老公不要在一些小事上浪费精力！

潜：对，对。

催：她有一个问题，她脸上的毛孔比较粗大，黑头比较多。她想知道为什么脸上会有这么多的黑头。

潜：因为她中学的时候觉得自己长得很丑，身材也不好，相貌也不好。她很自卑，好像除了学习好，其他什么也不懂，她很羡慕漂亮的女孩子。

催：她觉得自己没有面子，很不光鲜，就"心想事成"了？

潜：对。

催：您觉得呢？

潜：她现在很漂亮。

催：没有必要去羡慕别人？

潜：对。

催：那怎么样才能让她从内心接受自己？

潜：做好自己。做自己想真正做的事就可以了，不要在乎别人的看法。

催：最近她生活中应该去做好什么？

潜：提升自己。

催：跟有智慧的人多交流、多交往、多读书、多陪孩子，在她不断地修整自己的内心、提升自己的意识的时候，她也会越来越漂亮，是吗？

潜：是的。

催：护肤保养什么的，都是次要的，是吗？

潜：不需要。

催：不要去做表面的那些功夫，而要从内心真正做到：自己欣赏自己、自己认可自己，相信自己是独一无二的，她自然就会越来越漂亮，是吗？

潜：对。

催：她说不仅他们小家庭有经济压力，她弟弟的经济情况也不好。

潜：不关她的事。（这回答干净利落，快刀斩乱麻。如果是平时聊天的时候，这样规劝别人，"不关你的事，少操些心吧。"一般情况下是不会起多少作用的。但是在催眠状态下，由个案的口，说出自己问题的答案时，那种效果是完全不一样的。说得再具体一点，是先有一种能量被个案的身体接收到，然后再通过语言表达出来。那个能量会在无形的层面上影响和改变个案的信念和想法，是由内而外的变化。相反，别人一句善意的安慰，根本走不进一个人的内心，撼动不了一个人的信念，尤其是在他焦虑、紧张的时候。）

催：还有一个关于她妈妈的问题：她觉得她妈妈堕过两次胎，这些孩子本来应该是她的兄弟姐妹。这个事情对她妈妈的身体有很大影响吗？

潜：没有。她妈妈并没觉得对身体有啥影响。

催：她朋友也是堕过胎，对这个事情，她也觉得是一个事儿，您觉得呢？

潜：这是她朋友的事儿。

催：跟她也没有关系？

潜：没有关系。

催：跟她作为一个第三方是没有关系的是吗？

潜：没有关系。

催：她应该把精力放在她自己的身上，对吗？

潜：对。

催：她还有一个操心的事，她觉得一个好朋友的妈妈很可怜。她为什么会有这样的心结？

潜：她不愿意让老人伤心。

催：她为什么不愿意让老人伤心？

潜：因为她觉得让老人伤心就显示了她的无能。

催：您觉得她有力量去帮助这些老人不伤心吗？

潜：她自己的父母她可以去帮助，她朋友的父母她帮不了。

催：那她应该怎么做？

潜：她做好自己的本分就可以了。

催：她今天谈到她父亲的家暴问题，特别伤心。她将如何面对她的父亲？

潜：她父亲的状态已经彻底变好了。

催：她父亲已经变了，但她对她父亲的印象，以及对她父亲的态度，依然停留在她父亲原来的那个样子上，是吗？

潜：对，很多时候就是这样。

催：她应该怎么面对她的父亲，才是一个女儿本分表现呢？

潜：对她爸爸应该有更多的耐心，多听听她爸爸的心里话。

催：还有吗？

潜：她爸爸其实很爱她，也很爱这个家，愿意为这个家付出一切。

催：您觉得她相信您说的这些话吗？

潜：相信。

催：她能感受到父亲真实的那种心理状态吗？

潜：感受得到。

催：对于她的妈妈呢？对于她那又敬畏又承受了很多委屈的妈妈，她怎么做才好？

潜：多给她妈妈打电话，多关心她妈妈就可以了。

催：她很心疼她妈妈，也觉得妈妈很可怜。您觉得她妈妈是一个什么样的人？

潜：很善良，很要强，也很贤惠。

催：一个好女人是要福泽三代的，您觉得她妈妈这样的好女人对于她有什么影响呢？

潜：她也学会了做一个好女人。

催：您觉得她是什么样的女人？

潜：很上进、很有毅力、也很善良，善于反思自己。她要学会闭嘴，也要学会聆听。

催：她要学会的就是闭嘴和聆听，很好。还有什么需要注意？

潜：对孩子的教育期望太高，这样会给家庭和孩子带来很大的压力。

催：那应该怎么去做呢？

潜：父母提升了，孩子顺其自然。

催：她先生做得怎么样呢？

潜：她先生一直很支持她，和她一起在进步。

催：能给她的先生一点建议吗？

潜：她先生应该对别人更信任一点。

催：不应该太怀疑，太怀疑就是封闭了自己，容易错过更多的精彩，是吗？

潜：对。

催：怎么让她先生放松一点点，不要那么怀疑，那么紧张？

潜：要让他知道，其实很多人并不是走在大家都认可的道路上，并不是获得了其他人的认可才叫成功。并不是做着稳定的工作、有稳定的未来，才叫成功。

催：让他看到这样的人真实存在，并活得很好，他会慢慢放松那种紧张、警惕和焦虑？

潜：对。

催：其实个案今天最想要弄明白的一件事情是，我辞职了将来要干什么？她能够想到的几条路，感觉都不太合适。因为看不到前路，她一直焦虑不安。

潜：如果她的辞职得到了老公的允许，她可以安安静静地待两三个月，在这两三个月中多和人交流，她会发现的。（潜意识在谈工作转换的时候，经常会让人辞职之后，休整一段时间，再踏上下一段旅程。想好了，把自己调整好了，再出发很重要。但是我身边的人在换工作的时候，为了不让自己的五险一金稍有断档，往往这边工作结束的日子，就是那边入职的日子，一刻也不敢空下来。）

催：因为她没有这两三个月的空闲和沉静，所以她看不到更适合她的道路在哪里。其实有更广阔的天地，她现在不知道。

潜：对。

催：她真的是需要一段时间来安静，并不是说由一种状态"啪"地一下就扭到另一种职业频道上了，人生的空闲有的时候是必需的。但是人有时候忙习惯了，闲下来会觉得很无聊、很焦虑。您觉得她如果辞职，该怎么安排她的生活呢？

潜：多出去交流，出外走一走，和从这个路上走来的人多交流。

催，好的。还有呢？

潜：和能量层级高的人多交流。

催：她老公快放暑假了，和她老公一起出去吗？

潜：一起出去更好。多思考，提升自己的智慧。

催：时刻处在觉察之中，不要按照别人的一些想法或现成的标准去评价自己，是吗？

潜：对。

催：那您还有什么话想要对珍、对我或者其他人说吗？

潜：大家多了解一下别的圈子，与不同圈子的人打交道，可以让视野更开阔。大家不要有那种排斥别的领域、别的圈子的想法，要有一种互相学习的态度。大家可以互相借鉴、互相学习、取长补短。不同圈子的能量融合起来，反而会更强大。

催：非常好的建议。跨圈子去学习和丰富自己，做一个斜杠青年。这对我也很有启发。在结束之前您还有什么话想告诉我们吗？

潜：你们之间多交流。你会很深地影响到她。

催：我也很感谢她对我的信任，这么远过来找我。

潜：还有你的先生，你们整个家庭的就业状态会影响到她的家庭。他们周围都是有稳定工作的人，所以他们不敢轻易打破看似稳固却毫无生机的工作模式。你们做好自己，开心地工作和生活，就会让更多的人看到另一种生存的可能性——原来做自己喜欢的事也可以获得足够的经济收入、保持良好的生活状态。这在很多人看来是不可能的事情。不要认为这很简单，对很多人来说，这就是完全的创新。

催：好的，明白了，做好自己，即可照亮别人。谢谢您的提醒。今天就到这里吧。

四　山外青山

在我看来，这是一场平实、平淡的催眠，没有大开大合的感情释放，没有荡气回肠的故事情节，没有立竿见影的身体疗愈，没有"惊天地、泣鬼神"、可圈可点的智慧之语。决心整理和分享这篇文章是因为个案给我的催眠反馈：

催眠结束不到一个月，她报名学习了一个中医课程，这是她一直喜欢但一直犹豫没有开始的新方向。

催眠结束不到两个月，她终于下定了决心，从工作了十几年的单位辞职了，放弃了优渥的收入，开始专门拿出两年的时间集中学习中医。

前不久，她结束了两年的学习，在中医领域重新开始工作。并且为了这份新的工作，她把家从大漠塞北迁到珠江之滨，开始了全新的生活。她特意发来短信说，这次催眠是她个人职业和家庭生活的一个转折点，感谢我两年前在她迷茫和犹豫时的陪伴和鼓励。

看到她的反馈，我再次想起那个平淡的催眠过程，我不知道这样的一场催眠是如何撼动到了她的内心，如何瓦解了她之前的信念结构，如何促使她下定决心开始新的生活。她的勇气到底来自哪里？或者，冥冥之中，这一切只是巧合，她的转变与催眠时间的巧合？

我下定决心把当年的催眠录音重新听了一遍，把催眠的文字实录整理成万言长篇，其实，我只是想寻找一下，那个真正让她发生转变的突破点到底在哪里。

——很遗憾，我还是不知道。

或者，整个催眠的过程，就是一个"润物细无声"的过程：三个回溯的情景，讲述了三个女人的故事，处处散落着有温度的词语：幸福、高兴、感恩、开心、舒服、幸运、知足。与潜意识交流的环节，回答也宽容有度，温柔无限。或者，在催眠之前，个案能够从塞外漠北，千里来京，这个行动就足以证明，一切的转变已经悄然开始？……

所有的一切，不得而知。

这让我想起前几天在一个催眠过程中的一段小插曲，可以从另一个侧面看到我作为一名催眠师，对于催眠如何影响和改变了个案，这种机制是如何运行的，完全处在一种"无知"的状态。

个案的朋友得知他要来催眠，特意拜托向潜意识请教她的几个问题。

一、我从哪里来，为什么总感觉孤独？

二、这一生为什么跟妈妈关系一直不好，跟老公也没有共同语言？

三、一直以来气血不足，为什么？怎么办？

个案也说自己的这位朋友总是与周围的人格格不入，人际关系不顺畅，总有些东西"卡"在那里。

在催眠中，个案看到这个朋友的前世是个修道的人，有慧根，修行的功力不错，但是他很固执，自视清高，目中无人，看不起师父，也看不起师兄弟们。他不屑与大家交流，甚至连师父的话也听不进去，觉得别人对他的关爱都是可有可无的。所以这一辈子她就选择生活在孤立无援的情境中，这会让她明白，别人对她修行的提携、提醒是多么的重要。就像一个犯了错误的人，被罚去面壁，所有的人都不理他，让他一个人反思。（这一段解释了她从哪里来，为什么孤独。）

她前几世都是与师父修行，这让她对家庭的亲情关系非常淡漠，或者说不熟练。一个人一旦长期缺少什么东西，她拥有的时候就会特别珍惜。但是她又不知道亲情是什么。所以，在这种关系中，她的期待，她的要求，又往往不靠谱，不切合实际。就好比说，你爱我就应该把星星摘下来送给我，不这样做就不是人世间最美好的爱！

所以，亲情也是她今生需要去学习的。她不知道亲情是什么样子，就把她想象的，当成理所当然的样子。所以，与家人的相处就会碰壁，就会苦恼。（这一段回答了为什么跟家人关系不好。）

她一方面想让别人理解她，另一方面她又有别人都理解不了的孤傲。她觉得自己高人一等，虽然孤独，却也享受着孤独；宁肯孤独，也不屑与周围人为伍。不屑与家里人谈心沟通，她这种不屑的感觉让她在内心失去了平和，她一直觉得这个世界没有顺着自己的心意。她对世界、对自己都有这种不满意的感觉。这种情绪上的状态，让她的身体一直不太好，气血不和。（这一段谈了她身体不好、气血不和的原因。）

潜意识首先让她调整一下心态。老公看重"物质"怎么了，人家非常"物质"的人还看不起你整天谈"精神"的人呢！还觉得你就是装清高呢！她总觉得别人太低级，自己不追求物质名利，自己就很高级。其实，人啊，先要在生活中踏踏实实地过，把物质的生活过好，该扫地就扫地，该做饭就做饭，该赚钱就赚钱，这才是生活。要"认"了，要向生活低头。（催眠师：这就是高级的臣服啊。所以很多没有知识、没有文化、只是一心一意过生活的人，也能做到很通透，很清澈，明心见性，开悟成佛。）

但是她现在有什么感觉呢？她觉得自己现在是不得已躲在红尘的深处，正好别人不理解我，也可以不打扰我。她甚至有那么一丝得意，哼，正好也不想让周围的这些俗人们知道她的境界有多高！！！她在前世看不上她的师父和师兄弟们，跟她在今生看不上她妈妈、她先生是一样的，她自以为是地觉得自己比其他人强，其实，人家还真的不比她差！（这一段回答了"怎么办"。）

我几乎一字不差地实录下了催眠过程中的这段录音，发现潜意识的逻辑真的太好了。一个问题接一个问题地解决，循序渐进，脉络清楚，却又不蔓不枝，互为因果。语言表达上轻松诙谐、妙趣横生，人物形象饱满生动、跃然纸上。——这都不是我讲这段故事的重点，重点是个案把这段录音剪辑下来，传给他的朋友听了之后的反馈。

当天个案的朋友听了录音反馈说："听了那个音频，感觉很奇怪，虽然是被教训了，但是感觉到的却不是表面上的话。我感觉，我和老妈还有老公的关系，忽然通了，不'卡'了。我想找些合适的词表达，没找到，说不出来，就是知道自己'通'了。没有想到是这样的感觉，很意外。"

过了十来天，个案的朋友又反馈说："我现在大概可以描述一下那种感觉了，似乎是我被打散了——好像是因为教训我的音频的能量，或者别的什么。然后自然地飘过屏障，——好像是散了之后会变轻，自然飘着穿过屏障，穿过的时候会知道，其实自己也和屏障有相同的因子，或者叫成分。然后，感觉就可以安然地看待和接受周围的一切，不卡了。"

我实录了这位朋友的反馈，只是修改了标点符号，因为我没有过这样的感觉，不知道怎么润色会更贴近她当时真实的感觉，只能据实而抄。通过个案疗愈或解决第三个人问题的事并不稀罕，这叫"替代疗法"，但是这样细腻而奇妙的反馈对我来说也很新鲜。

但故事到这里还没有结束，我把这段反馈截图分享到朋友圈之后，一位催眠师同学给我留言说："这是量子隧穿（Quantum Tunnelling）现象。谢谢你让我看到了实际的案例，而不是物理实验。"天啊，越来越精彩了，我兴奋地扑向百度，想知道"量子隧穿"又是什么？但很快，兴奋转变成晕眩，我完全看不懂满屏的专业术语加奇奇怪怪的符号。只是在我意兴阑珊、准备关闭界面的时候，发现了这样一句似乎可以看懂的话："根据量子隧穿理论，宏观物体也能发生隧穿效应。人也有可能穿过墙壁，但要求组成这个人的所有微观粒子都同时穿过墙壁。"我默默地关上各个网页，再次抬起头来的时候，恍惚间看见眼前是一个人形涣散开来，自然地飘过关卡，在另一边重新组合成一个看起来跟原来一模一样的，却又是全新的人形，——我也分不清这是幻象还是真实了。

催眠师说

最终，我不得不再一次承认，一次催眠的过程，为什么会影响和改变一个人，我真的不知道。或者说，知道的，其实并不究竟。在这个世界上，真的是有我所不知道的事情，以及我还不知道哪些事情是我所不知道的。面对生活中的林林总总，面对催眠中的亦真亦幻，或许，"不知道"才是我最应该拥有的态度。或许在这样的态度之下，我才可以安然地处在各种信息之中不纠结、也不焦虑，任其生、住、坏、灭。

一切都是完美的

引子

　　微信朋友圈是一个既真实又虚拟的世界。有人晒娃，有人秀狗；有人争名，有人逐利；有人装清纯，有人装清高。身在疗愈圈子，朋友圈里还有一类特殊的群体，每一条消息都是满满的正能量，都是大智慧，都是看得开、放得下。每一个字、每一张图片仿佛都散发着光与爱，好像日子都不食烟火，只是传递着上天的旨意。其实，我们很难通过微信朋友圈真实地看清一个人的状态，但又只能在夸张地表达、幽微地诉说中小心地寻找着自己的同类。季婕就是我在这样的环境中认识的一位朋友。

一 与个案面对面

季婕是我在微信朋友圈里的熟人，我们经常相互点赞，相互评论，却始终未曾谋面。有一天，她留言说要找我做催眠，我开玩笑地说，你知道的已经很多了，都可以做催眠师了。她却认真地回复说：她觉得自己还不够好。我说，来吧，谁都想成为更好的自己！

第一眼看到季婕的时候，感觉跟我印象中的她还不太一样。她留着及耳的短发，穿着及地的长裙，体态上有一种袅袅的轻盈，言语中有一种款款的深情，那是用美颜滤镜都无法传递出来的感觉。

因为是第一次见面，她给我带来了两件礼物，一件很有文艺感的布面的笔记本，里面有着精致的插图；一件田园风格的棉麻长裙。她说，她很喜欢这个风格的衣服，想来我也会很喜欢，就自作主张给我买了一件。我自然是一见倾心。

放上音乐，点起蜡烛，盘腿而坐，从我们共同认识的、一起在朋友圈里点赞过的朋友开始谈起，自然地谈到了这些年她走过的道路。她走进身心灵的圈子已经有一段时间了，上过很多课程，认识很多老师，见过很多奇迹。自己的情绪已经做过很多的清理，身体也越来越好了。但她依然觉得自己还不够好，还有着与生活格格不入的感觉，总是不够相信别人，不能放过自己，还有愤怒和绝望，依然无法自我解脱。

对于她的感情状态，她不想多谈。感觉到她正走在感情的十字路口，似乎已经做好了一个决定，只是还没有走向那个新的方向。这并不是她做这次催眠的主要问题，我也没有做过多的探究。

她更关注的是她的工作。她现在在大学里工作，有着稳定的收入、职位，以及孩子从幼儿园到高中在这所大学的附属学校入学的资格。但她发现，她与这份工作已经渐行渐远，对疗愈师这样的角色却十分感兴趣。

她的内心明确地感觉到曾经束缚自己的一些模式，她也想努力地跳脱出旧有的模式，把心安住在当下，但是她的思绪太灵动了，太飘散了，总有锚不定的感觉。她担心有什么地方还没有做好准备，她要确认"万事俱备"了，才好正式出发，走上一条新的道路。

通过之前各种方法的疗愈，她身体上的状况已经有了很大有改善，但她还是觉得肩膀经常痛。还有，她觉得自己不够美丽，呃，好吧，这也算问题吗？看来是没有其他的问题了，我们开始催眠吧！

二 情景回溯

情景一：

我看到小时候的自己，四处疯玩，会逗人开心，也喜欢别人逗自己开心。我正坐在爸爸的办公桌上，边上的叔叔阿姨都很喜欢我，周围的气氛很好。忽然爸爸过来批评我，说我已经大了，不能坐在桌子上玩了。我感觉莫名其妙，为什么不可以？真不知道他是怎么想的，这都是无关紧要的小事，为什么要有那么大的反应？

这件事让我明白：他批评我，并不意味着我做错了什么，只是他在用他的标准来要求他的世界而已。我是自由的，我可以不在意别人的标准，我可以不按照别人的标准去做。你可以理解他，但不要在乎别人跟你不一样的标准。

情景二：

忽然特别想哭，不知道自己做错了什么，但爱的人要离开我。我本来以为爱是持久的，我在这个人的身上投入了太多的情感，但最终发现，那个人不再爱我了，一切都破碎掉了。（大哭）感觉不止一次，最熟悉、最亲密的人要离开我，我特别地伤心。

这件事让我明白：他们并不知道他们的离开会给我带来这么大的伤害。他们并不是故意要伤害我，而是他们有需要去做的事情。他们以为他们只是我世界的一部分，而我却把他们当成全部的世界。我发现，当我把他们当成我的世界的一部分时，我就没有那么伤心了，他们离开了，我的世界还在，我还可以爱更多的人。我是爱的源头，我拥有爱的能力。感谢他们的离开，让我看到了这一点。

场景三：

我看到了我的一个小学老师，拿着椅子要砸我，她真的很暴力。我很害怕，我一向是个很乖的孩子，但我怀疑是因为自己哪里做得不好，所以别人才会这样对我。……我看到了她内心的无力、她的脆弱。并不是我的原因，让她这么愤怒。

从这个场景中我学会了：无论别人做什么，你都要相信你自己。

三　与潜意识对话

催：你现在在哪里？

潜：我刚才在沙滩上赤着脚丫很舒服，享受自己的存在。以前我一直想成为什么，现在才知道，最终想成为的，其实只是自己。

催：这是一个疗愈的空间，可以知道所有问题的答案，最近她最需要做的事情是什么。

潜：嗯，我知道了。……这段时间就是回去要做好自己，把该卸下的重担都卸下。其实一切都很好了，该疗愈的部分也疗愈得很好了。走在这条路上，该遇见的人都会遇见的，机会也都会出来的，自然而然就知道怎么做了，她总是怕自己有什么该疗愈的地方还没有疗愈到，其实她已经做得很好了。

催：那她为什么还有不接纳地球上的很多人或者事的感觉？

潜：她需要在生活中真真切切地去爱地球上的生活，她已经开始这么做了。

催：多给她一些具体的建议，好吗？

潜：其实她已经知道了，包括一些锻炼身体的方法。还有，对她来说非常重要的一点，就是转换视角。

催：如何转换视角？请具体解释一下。

潜：跳出地球这个游乐场来看待地球的好。从受害者模式、不放过自己的模式、被负面的东西包裹的模式中跳出来，去看待周围的一切。

催：那我想问一下地球有什么好呢？

潜：地球是一个让每一个灵魂获得最丰富体验、最快速提升的地方。

虽然有很多的限制，如时间和空间，地球就是想让人在这些限制中活出无限的状态。这比在无限中创造无限难太多了。但是地球可以快速提升每个人的意识状态。

催：在这次催眠之后她会有怎样的转变？

潜：她可以准备迎接新的人生阶段了。

催：她想彻底地清理一下内心的分离感，以及各种绝望、愤怒、痛苦，可以吗？

潜：其实，无论是希望或绝望都是人生的精彩，不容错过。如果她愿意，她可以去上一些灵性的课程，这样会让她安心一点。

催：你觉得有必要去上课吗？

潜：只要她觉得上课能把心安下来就可以了。

催：如何才能让她觉得安心？

潜：她的思绪就一直不在当下，一直飘来飘去，飘到别人身上，飘到很远的地方。要让她把心安住，当下的每一刻里面都有美好值得去沉静和享受。她要学习这个。她的思绪太灵动了，太飘散了。

催：那这也算是她的一个优点吗？

潜：是的，如果她把这种能量去用来帮助别人，就会很好。

催：她如何更好地帮助别人呢？

潜：她已经做得很好了，放下结果，只要去做就可以了。她有一个习惯就是，出现任何一个意外的状况，她都会觉得问题出在自己的身上。

催：那您觉得问题是在她自己的身上的吗？

潜：不是。她长期以来的肩膀痛就是因为把所有的问题都背在自己的身上，只要出任何问题，她都觉得是自己的问题，所以，她自己痛得不行了。她花了很多的时间去疗愈自己的肩膀，但是，真正的问题是她把所谓的"问题"和"错误"都背在了自己的肩上。（有相同身体问题的可以对照反思，是不是自己也为别人背负了太多的压力。）

催：好的，当她现在知道这个问题的原因的时候，这个问题就会解决吗？

潜：快解决了。从能量层面上和从根源上都快解决了。接下来只是偶尔还会出现肩膀痛，这要求她立刻去觉察她又在背负着什么，只要放下这个念头就可以了。她需要的是释放。如果生命中出现任何不完美的事情，她都需要去释放"这是因她而起"的念头。

催：不是接纳，而是释放。

潜：是的，她以前都会觉得，就是她做得不够好才会这样，释放下这个念头——在她的身边所发生的，所有的一切她觉得不够完美的地方，（划一下重点，是她"觉得"不够完美，而不是事情的本身不够完美。我们往往无法看清事情的全貌，只是在我们有限的视野里，按照我们自己的标准去审视事情完美与否。）她都会往身上背。

催：请你检查一下她现在的身体状况。

潜：她现在整个身体挺通透的。

催：她说她牙龈有问题，这是什么原因？

潜：跟肾有关系。

催：她的肾怎么了？

潜：恐惧，她恐惧一切不完美的地方，一切不够好的地方。她会设定一个非常完美的流程和结果，一旦哪里出现一点问题她都会觉得是她的原因，或者是跟她有关系。于是，她恐惧别人会因此而评判她。她需要把这一部分放下，其实每个人都在做自己，没有人会评判她。

催：请站在您的高度上谈一下完美和不完美。

潜：没有什么所谓的完美，一切都是按照自己的步伐和秩序在向前。地球上每个人都有自己的步伐和秩序，都是最高秩序下的秩序。

催：所有的不完美都是大的完美格局下的一部分，是吗？

潜：是的，造物是完美的，体验是完美的。当然地球的限制也在于此，她总是要带着极高的标准，来看待任何事情，她需要如实地看待地球上的各种限制。

催：这就是产生她眼睛问题的原因吧？高度近视加散光？

潜：她已经准备好了去看待事物的真相，她要学习如实地看待地球上的不完美，在不完美中去体验和学习。这样就能疗愈她的近视，她已经差不多准备好了。以她的性格，她会慢慢地好，她还需要一段时间。有一天，她会忽然发现自己视力好了很多，会强化自己的信念就会更快地好。

催：如果她做得很棒，什么时候就可以好？

潜：今年吧，今年就可以好了。

催：如果她能够接受她认为的不完美，一切都可以好起来？

潜：是的，她认为不完美，是因为她设定了一个完美，她需要取消掉那个设定。因为从一个更高的格局上，每个人都有自己的步伐和节奏。

催：她想要瘦脸，您觉得可行吗？

潜：她的内在有一部分执着在曾经受过的伤害上，她如果把这一部分都释放掉了，她就会回到自己的内在和外在完全匹配的状态。

催：我觉得她现在也很漂亮啊！她总是说她小的时候很漂亮。

潜：如果她愿意她可以更漂亮，如果她愿意，她可以持有这样的信念，那么她就会越来越美。

催：我也想让自己更漂亮呢。只要持有漂亮的信念就可以吗？

潜：你很漂亮了。

催：我也想要瘦脸。我的脸也大呢。

潜：如果你想要变得更美，你无法通过觉得自己的脸大而变得更美。

催：那应该怎么办呢？

潜：要相信自己本来就很美，持有这样的意念，你就会越来越美。（这里是重点，爱美的都注意看啦！人的信念是非常有力量的，你觉得自己哪里不够完美，那么，你也会"梦想成真"的。）

催：嗯，觉得自己漂亮，就会越来越漂亮。

潜：不仅仅是漂亮，而是整体的美，内在与外在的美。你现在的状态很好，内在与外在都很好。首先你要相信自己很好了，其次你要相信自己原本就很好。如果你可以不受幻象世界的制约，即使看到在地球的世界里自己是很丑的，你要依然相信自己是美的，就越来越美。

所以，一切的一切取决于你相信你本来的面目，而不要受你现在看到的自己的样子所限制。你要相信，真正的自己是很美、很美、很美的，是可以无限的美，你就可以越变越美了。

催：听起来就很美！她说她与飞天很有缘分，她做过飞天吗？

潜：她体验过，她的灵魂中有非常美的女性特质，非常柔美自在，充满艺术感和创造力。她目前依然带着这样的女性特质。如果今生她愿意，可以继续使用这些天赋。

催：她想去学习舞蹈，去链接一下她的这些特质。

潜：可以啊，非常好。你们都可以，只要你愿意。保持一个正向的信念，就会有合适的机缘来到，你就会去做到。地球上的你们总是认为，需要去看到自己有一张美丽的脸，或者感受到自己的某些天分，才会去做一件事情，而宇宙真正的法则是，你信任你可以，那些天分就来到了。

催：我今天看到她的时候，很欣赏她身上柔美轻盈的部分，很羡慕啊。我相信，她身上美好的东西，终将会焕发我身上同样美好的东西。是这样的吗？

潜：你们要经常来往，你们会相互开启。你们有不同层面的女性特质，但是会相互开启。她要学会接纳她身上非常柔美和纤细的那部分女性特质。

催：我觉得我们需要把身上的女性特质彻底地活出来，您觉得呢？

潜："彻底地活出来"，这个态度其实就是就包含一些阳性特质在里面了。男性特质就是勇敢地做自己，这种"彻底活出来"在背后已经整合了一些男性的特质。

催：那女性最重要的特质是什么？

潜：融合，消融一切界限，去连接，去融合。用最柔软的那部分去承载，女性会把个体变成一个整体。

催：这句话太深奥了，我需要好好地消化一下。您还有什么话要对她说吗？

潜：目前最重要的就是卸下，她要把背在肩上的那些东西都卸下。把身边每件事情的秩序都还给那个事情的本身，相信每件事情的发生都会有那一件事情本身的节奏。她不需要为任何事情承担结果，只要她自己在当下开心，安住在当下。

一定要学会的就是卸下。不要带着对结果的期待去做任何事情，本来就没有结果，任何事情都没有结果，你们所看到的都是非常小、非常小的一部分而已，你们太执着于这个所谓的"结果"了。

催：如何才能用更高的视野去看到全局？

潜：你要相信宇宙间的一切都是在流动的，什么都不用去操心，一切都是流动的，你眼下所看到的任何一个结果都不能叫结果。放手，让任何一件事情流过，它就会流到它想去的方向和位置。

如果你想为这件事情去做些什么，那么一定要去觉察当下做这个事情的念头，如果是一个正向的念头，你就可以为这件事情去做，永远不要出于恐惧和担心去做任何事情。

催：有什么话想要对我说吗？

潜：按照你现在的节奏和步伐去做。来到你身边的每一个人，或多或少地都会从不同的侧面去开启你。来到你身边的每一个人都会以这个人沉甸甸的人生经验来开启你。

你会从错误中学习，从丰富中学习，从差异中学习。差异是可以相互开启的，相同的是会增加力量。如果你有一颗敞开的心，每一个来到你生命中的人都会开启你。

催：最后一个问题，现在跟我对话的这个意识体是谁，有名字吗？怎么来称呼您？可以说是潜意识吗？

潜：怎么称呼都无所谓。那只是你们的概念，你可以没有这些概念。如果我说的这些话你不认同，你当下就把它释放掉；如果你同意，你就记下，去做。

催：感恩一切。

催眠师说

在这个世界上，有太多我们不知道的事情，如同我们真的不知道世界是否是"完美"的。但是，只要我们承认自己的"无知"，安然于自己的"不知道"之中，就会少了很多的情绪，少了很多的执着，少了很多的自以为是和不撞南墙不回头的决绝与惨烈。

相信每个人、每件事，都有其成长的节奏和进展的秩序，我们只是静观其变，顺势而为。好也不要居功自傲，不好也不要"自刎江东"。你是否真的"相信自己本来就很好"，而不是做成了某事才叫好；你是否真的"把心安住当下的每一刻里"，沉静和享受其中的美好。

孤独的观察者

引子

如梦的妈妈打来电话，说想找我给她的孩子做一次催眠，孩子有人际交流的障碍，害怕与陌生人沟通。她问：你怎么收费？工作室的地址在哪？做了几年了？催眠不了怎么办？我问：孩子今年多大了？她说：28 岁。我哭笑不得地说：让孩子直接跟我说吧。

于是，我和如梦开始交流。也就三五分钟的时间，我对她的情况有了大概的了解，她对催眠过程和要求也都明白了，确定了催眠见面的时间，付了费用。整个过程，我没有感觉到妈妈说的"人际交流障碍"，相反，我感受到了她的坚定和敞开。如果真的有什么问题，那可能是之前的问题了，她已经准备好去跨越这个问题了。

一　与个案面对面

比约定时间提前一分钟，如梦按响了楼下的门铃。整点准时，她出现在我的面前：一位长发及腰的女孩儿，走在路上已经很少见如此仙气飘飘的女孩儿了。

寒暄几句，她开始环顾四周，找到纸巾盒，抽了一张纸巾，聊天尚未进入主题，她已眼圈泛红，泪水流了下来。我心中窃喜！我刚做催眠没多久，就建立起了这种"不近人情"的反应——当我看见你哭了的时候，我就笑了。因为哭是一种情绪的宣泄，表明情绪的闸门已经打开，个案就可以跟随着自己情绪的路径，去寻找真实的感受，从而绕过了头脑上的、理论上的一些障碍，更好地与潜意识进行连接。

如梦似乎不太愿意跟我讲述她过往的人生经历，她只是笼统地跟我说，初中之前，她是个很正常的孩子，也算得上是自信和乐观。所有的事情发生在初二那一年，爸爸从老家调到北京工作，妈妈不得已过来陪同，只留下她一个人在老家读书。从初二到高中毕业，只是她一个人生活，或是吃学校的食堂，或是去外面吃点对付着。偶尔生病的时候，她的姨妈会来照看她一下。上大学之后，她慢慢地感觉到自己跟同龄人的观念和思维方式都不一样，再后来，她明显觉得自己不合群、不招人待见，甚至不会跟别人正常地交流。

她只跟我讲了大学里一件很小的事。那时，同学们轮流给送水工打电话叫人来送桶装水。每次轮到她打电话，她都会异常恐惧，她真的是不敢给陌生人打电话，举起电话听筒大脑就会一片空白，所以，她会想尽各种办法拖延，因此招人白眼和非议。她说，没有人理解她是出于恐惧不敢打电话，当然，她也不敢跟同学们说出真相，甚至也从来没有跟任何人说过自己当时的紧张、恐惧，以及没有做好值日的自责和愧疚。

当我问她有什么印象深刻的事情时，她只讲了这么一件事，其他的都说不记得了，或者是她根本不想去回忆，只是反复跟我说她各种孤独的感受。感觉她是把这一切经历打包整理，埋进心底，贴上一个字条，上面写着几个大字："我所受过的创伤"。至于受过什么伤，她不想再打开看了。——疗愈过去受伤的感觉，是如梦想要解决的第一大问题。

我若无其事地问：你理解父母为什么把你一个人留在老家读书吗？她说：我理解他们，他们也是迫不得已，这是没有办法的办法。他们现在也有些后悔当时的决定了，所以我在他们面前很少去提这段经历。

我试着推了推门，发现她的心门锁得很紧，我只好放弃，转向下一个话题。

相比过去，她更愿意跟我分享她最近的状态。

如梦说，她大学之后做了两份工作，第一份工作相对简单而轻松，主要是不用跟很多人打交道。而现在做的工作，从表面上看，工资收入、社会地位，尤其是福利待遇都很好。但让她痛苦不已的是需要跟领导、各部门同事密切配合、频繁交流，最要命的是还要向客户进行公开汇报演说。这让她不擅交际的性格特点被一览无余地暴露出来，无处躲藏。

如梦说，她这一生所有烦恼和痛苦大都来自与人的交往。成长过程中自己一直有一个念头，就是"我是一个不讨人喜欢的人"。因为自己不擅交际，无意中给别人带来的伤害，也让她无限地愧疚，尽管自己也不是故意的。如梦害怕给别人带来无意的伤害，害怕别人不喜欢自己，更害怕自己越来越不合群，所以总想要努力地表现好，显得自己"正常点"，"跟别人是一样的"，期望自己可以融入各种圈子。所以她在与人交往的过程中极度敏感，敏感到不知道如何与人"正常"地说话！——走出与人交往的困境，是如梦想要解决的第二大问题。

如梦说，每次看到同事们在工作之余的闲谈，就觉得极其别扭。想说吧，觉得也没什么好说的，都是些无聊的话题，没什么营养；但是若要一个人傻愣在那里，自己觉得不自在，别人也不自在。于是拼命地想找些跟别人闲聊的主题一致的话题说说，可每次自己都能感觉到说话非常特别扭、语无伦次，听的人更是一头雾水、不知所云。

有朋友向她建议，让她分享一下自己真实的感受和想法。后来她发现，这也很难。首先是自己想法很多，各种想法又很矛盾、很混乱。对同一件事，脑子里往往会出现很多个不同的观点，它们都是平行并立的，根本不像别人那样观点明确、立场坚定。关键是自己也不知道哪一个观点才是自己真实的态度，如果她一个个都说出来，别人一定以为她是个疯子，是精神分裂。

当然，她真实的感受是根本不喜欢分享内心的想法，因为她觉得别人无法理解她，他们也没必要去花时间和精力理解她到底在想什么。

就这样，如梦的心理一直处于一种矛盾状态，很多时候无法用语言和文字来描述内心感受，只能自己去感受、去捕捉。况且，感受也是瞬息万变的。她一直努力在思考她是谁，什么才是真实的她。

但她发现越思考越无解，越思考越矛盾，越挣扎越痛苦。她说她最近很喜欢巨大的东西，喜欢日本小说，喜欢欧洲古典音乐。但是她的感受、想法、喜好也总是三分钟热度，随时变化，她说：

"一方面，我想融入同事圈子，想做到与人合群，害怕被别人排斥和孤立；另一方面，我又在内心欣赏自己的不合群，只有保持这种不合群的状态，才能让自己更自在。

"一方面，我极度敏感，孤独恐惧，我想让自己处在一种放松自在的状态；另一方面，我能够清晰地看到孤独和恐惧的价值，我可以让它们在我的心里开出美艳的花朵。

"有的时候，我也会安慰自己，即使世界不接纳我，也没有什么关系，至少我可以自我了解、孤芳自赏。但接着这个思路再想下去，我彻底地傻了，我真的无法不知道什么才是真实的自己。找不到自己了，如何才能接纳？"——什么是真实的自己，是如梦想要解决的第三大问题。

如梦停顿了一下，整理了一下思绪，忽然说："你看，对我来说，你也是一个陌生人，但我并不觉得害怕。我可以第一次见你就说这么多话。"是啊，我也感觉到了，如梦的表达很清晰，能把自己的矛盾和痛苦表达得很准确，有点有面，有逻辑有情感。听她说到这里，我基本能感受到她整体的情况了。

最近，如梦动了要换个工作的念头，虽然父母强烈反对她放弃这么好的工作，但是她的痛苦点在于：基本上所有的工作都需要人际交往，如果进入一家新的公司，重新去认识另一拨人，对她来说是真的是一件极其痛苦和恐怖的事情。但她觉得自己没有能力去重新选择一项不需要与人交往的工作。

她叹了口气继续说，她真的不明白在这个社会上人类为什么把工作看得如此重要！但是没有工作、没法赚钱也就生活不下去。要工作也可以，但是为啥在工作中就没法做真实的自己？必须要扭曲自己，按照别人的标准过日子？真的不知道，什么样的工作才适合自己。——由人际交往的问题引起的工作问题，是如梦想知道答案的第四大问题。

如梦说，自己挺羡慕那些有自己明确想法和坚定追求的人。自己不仅工作上毫无激情，对于赚钱、对于物质享受也都没有什么欲望，甚至觉得大家都走的恋爱结婚生子的人生套路也没什么意思。平时想得越多，越觉得生活没意义，没有奔头，没有方向，甚至找不到自己继续活下去的意义和目标。

如梦很清楚，在当今的社会评判标准中，她应该归为抑郁症一类，但她并不觉得自己有病，她没有自杀倾向，虽然自己对死亡看得很淡，觉得死亡并不是一件大不了的事情。

相反，对于那些选择自杀的人，她非常了解他们的心理状态并尊重他们的选择。她说，浑浑噩噩活着的人并不比自杀的人更高明。——活下去要干什么，这才是个问题。

如梦之前受妈妈的影响信仰某宗教，开始独立思考之后，无法接受一些宗教概念，就不再去参加活动了。后来读了一些新时代灵性的书籍，觉得其中很多的观点与自己的理解是一致的。但是，书中又总是在高谈阔论神、佛、能量或者外星人，好像神、佛、外星人之类比人类更高级，这些又让她不能接受。她一直以来清楚地感觉到，人类的救赎只能靠自己，但是她却无能为力。

如梦说，她在感情上体会不到"爱"的感觉，她根本没有爱人的能力，包括所有的亲情、友情、爱情。她很多时候都在困惑，人类集体意识中为什么要倡导去"爱"人，新时代灵性的书籍里为什么说"爱"是一切的源头。她说，她经常有一种醒着却无路可走的感觉。

总体上她对人类有恐惧感，无法欣赏人类自以为是的聪明与傲慢，无法接受人类认为自己比其他动物高等以及比其他动物生命高贵。如果上天可以实现自己的一个愿望，那么，她不会为自己、为家人许愿，也不会为民族、国家以及人类和平许愿，她更愿意去为地球上的动植物许一个美好的愿望，让它们得到关照！

　　如梦经常会做一些奇怪的梦，能感到这些梦大有深意，却不知道在提醒自己什么。在她小的时候，她不止一次梦见自己周围有无数条错综复杂的红色细绳，自己在这些红绳阵中无法动弹。

　　她在夏天的夜晚梦见过巨大的飞碟，在飞碟的边上还有一个外星人，穿着航天员一样的衣服。在她那个年纪，还没有接触过飞碟或是外星人这样的概念，但是在看到的一瞬间，她就是知道，那就是！！

　　她梦见过平行宇宙的空间，也是一个三维的世界，那个世界有地球上没有的物种，其中一个物种让她印象格外深刻，她给那种像人又像熊猫的东西起了一个名字，叫作"熊猫人"。熊猫人，并不像"狮身人面"那样是一半加一半的组合，而更像是两者的融合。

　　她经常会梦见龙，巨大的身形，活灵活现的神情，没有恐怖的感觉，反而会觉得与它心有灵犀，心意相通。

　　在这些所谓的奇怪的梦之外，她还经常梦见一个小学的男同学，虽然小学毕业之后再也没有联系过，却十几年如一日，顽强而固执地出现在她的梦里，没有固定的情节和感觉，就是反复出现。

　　28岁的如梦还没有正式谈过一场恋爱。她说，她无法跟任何人建立亲密的关系，她感觉自己心理上有一处私人领地，不愿意让任何人触及，也不相信有人可以真正地明白自己的感受。她非常清楚，这是自己在两性关系以及婚姻关系上的主要障碍。

我问她，那你觉得是希望自己跨越这个障碍，恋爱结婚呢，还是这样也很好，愿意保持现在的状态。她想了一会儿，说："我也不知道我想要怎么样。"我相信，她说的是真实的感受。

总之，如梦把人分成两类，一类是体验者，一类是观察者。她觉得自己是生活的观察者，那是一种让她最舒服的状态，是站在人群之外，观察别人，观察世界，而不要让别人注意到她，也不要让自己成为事情的焦点。她只想处在生活的边缘，感受自己内心的感觉，沉浸在自己的情绪之中，不被外界打扰。

但是，她又非常担心，这是她自己的自我暗示，或者自我催眠，是逃避人际交往的一个借口。她担心自己逃不过与人交往的课题，躲得过初一躲不过十五，即使这一生完不成，下一辈子也要从头再来。她说，如果迟早要面对，那还不如咬紧牙关去逼一下自己。但是，她还是不服气，为什么有的人就可以成为生活的边缘人，成为生活的观察者，她却不可以?

兜兜转转，又回到了最初的那个与人交往的问题，但是在如梦的内心里，真正想知道的问题却成了：我到底是谁? 我这一辈子的人生使命是什么?

二 情景回溯

按照惯例，我轻轻地问如梦："我们可以开始了吗?"

这个时候，我关注到如梦身体的各项特征已经进入了催眠态。也就是说，在我没有正式开始催眠语言引导之前，她已经自动进入了梦游态。我很高兴，这至少可以表明，我们之前的面谈是成功的，如梦很放松，潜意识已经自动接管了之后的催眠过程。我预感，一场好戏即将开幕！

当时，我虽然已经觉察到如梦进入了梦游态，但还是决定再花一些时间引导，以保证她进入催眠状态的深度和稳定性。随着我的引导，画面丰富立体起来，进入场景之中。

情景一：

我看到了高高的阿尔卑斯山，蓝天白云，皑皑积雪。在阳光的照射下，一切都闪亮而神圣。在半山腰上，生长着茂密的绿草，随处散落着白色和黄色的花朵，成群的牛羊在这里悠闲地吃着草。远处是波光粼粼的大海，偶尔吹来清爽的风，带来海的味道。山脚下有一个小山村，起伏的小路连接着错落有致的木房子。

我看到了一个十来岁的小男孩，穿着亚麻色的裤子、不太干净的白色上衣，褐色带绿格的帽子下面露出深棕色的头发。他正光着脚站在草地上，看着不远处的羊群。他好像并不开心。

过了一会儿，他坐了下来，开始用力地拨弄着他身边的青草，但还是觉得无聊。于是，他决定去找一个小女孩。那个小女孩跟他年龄相仿，穿着一条红色的百褶裙，在那里跳啊跳啊的，看到男孩子走过来非常开心。他们玩儿了一会儿，将近中午了，男孩儿决定要回家了。

男孩儿的家在一座很大的城堡里。城堡里的人很少，看起来有些萧条。他回到家，两个女佣在那里做一些家务，一位 40 来岁的男管家过来照顾他的午餐。他一个人坐在椭圆形的餐桌边吃午饭，感觉到有些孤单。他想起了他的父母，在一天的早晨，他们坐着马车走了，听说是去做生意去了，然后一直一直都没有回来。

有一天早晨，天还灰蒙蒙的，他站在路边焦急地等马车来。听说他的父母就要坐着马车回来了，他已经好久没有见到他的父母了。（豆大的眼泪从个案的眼角滑落，情绪也变得激动了起来）终于看到了马车，马车越来越近了，他的心怦怦地跳个不停。马车停下来了，上面下来一个男人，只有一个男人。他感觉到空气凝固到无法呼吸。走近了看，这个男人是他的舅舅。舅舅告诉他，他的父母都死了，在一次车祸中死了。他失魂落魄地站在那里，感觉整个世界只剩下了他一个人。

后来，男孩长大了，20多岁的样子。他成了一名作家，埋头在书桌上写着自己的文字。这是一间在二楼的英式办公室，黑褐色的装饰风格，电话和电报一应俱全。这时的他已经结婚了，他的妻子有着长长的头发，并不是小的时候跟他一起玩儿的那个女孩。他有两个孩子，一个男孩，一个女孩。他在家的时候，经常会抱起那个女孩，把她高高地举在空中，听小女孩咯咯地笑。

再后来，他很老了，一个人躺在家里的床上，知道自己要死了。他想起来那个穿红色百褶裙的女孩，如果说他的人生有什么遗憾的话，那就是没有娶那个女孩为妻。死亡不可阻挡地来临，当他要离开他的身体的时候，他觉得没有任何的留恋，反而有一种解脱的轻松感。回顾这一生，他体验到了孤单、平静，他明白人生终究是一场一个人的旅程。

情景二：

这是日本的一所小学。已经下课了，男孩依旧坐在自己的座位上，望着窗外发呆。夕阳西下，金色的阳光透过窗户铺洒下来。他在那里坐了很久，直到所有的老师和同学都离开教室，他有些寂寞，起身准备回家。在回家的路上，他去了神社，在神前跪拜祈祷，祈祷神赐予他想要的幸福，让他遇见一个恋人。

后来，他真的恋爱了，那是一个很爱笑的女生，齐齐的刘海儿，浅浅的酒窝，笑起来就会露出尖尖的小虎牙。放学了，他们穿过田野里的小路一起回家。他们走得很慢，直到满天繁星，才会在路的尽头分别，一个向左一个向右，消失在夜色中。

后来，他成了一名成功的企业家。他西装革履，坐在一间豪华会议室里，看着窗外。他一直坐在那里，不难过，也不开心。他的成功太容易，他的生活太平顺了，他觉得这一切都没有什么意义，包括他身处的这个楼也没有什么存在的意义。是的，他结了婚，就是之前的那个女朋友，感情也不错，生活也算幸福，他觉得这一生就这样了。

生命的最后一天，他和老伴儿坐在自己家的沙发上，没有生病也没有意外，只是太老了，他知道一切该结束了，一切已经结束了。这一生他过得很平顺，他感受到了陪伴。这个男人是一个早熟的男人，这个女人是一个简单的女人，用简单的快乐一直陪伴着他。

一切都已经结束了，我感觉自己飘离出那个男人的身体。我对于这一生已经没有任何的留恋，我知道我接下来要去一个有花草树木而没有人类的星球，这是我的选择，因为在那里没有烦恼。

三　与潜意识对话

我们需要与站在更高层面的潜意识进行对话，获得有益的信息和问题的答案。

催：请问潜意识准备好了吗？

潜：好的，我在这里。

催：请问，您给如梦展示第一个情景是想告诉她什么？

潜：让她体验孤单是什么感觉。

催：她体验得怎么样呢？

潜：还不够。他父母去世之后，他不应该结婚，他需要深刻、彻底地体验孤单，然后创作。

催：那孤单和创作这两个主题对如梦现在的生活有什么启示？

潜：就是让她去体验"孤单"，然后去"创作"。

催：为像她一样的人代言，给他们带来安慰？

潜：是的。

催：如梦有一个困惑，不知道余生活下去的目标是什么，这算不算她活下去的目标呢？

潜：是的。

催：您给如梦展示第二个情景是想告诉她什么？

潜：在世人眼里所谓的成功、顺利的人生并没有多大的意义。还有，人就是很孤独的，无论有没有陪伴都会很孤独。

催：这对于如梦当下的生活有什么帮助？

潜：不要觉得没有人陪伴、不合群很孤独，其实，人就是很孤独，就算有人陪伴也是孤独。按照自己的感觉走下去，不要再争取别人的陪伴或了解了。

催：这两个情景中出现的人，有没有谁在如梦今生的生活中再次出现？

潜：没有。

催：她想知道她与她父母的前世关系？

潜：没有必要。今生她不需要那么多的业力纠缠。她需要的是体验"孤独"。

催：如梦有一些身体方面的问题。她的心率异常，比一般人都快，但做过各种检查也没有发现其他的问题，为什么会出现这种情况？

潜：这可以促进她各种情绪的体验，加深她的感受。她来地球就是为了收集情绪进行反馈的，然后有其他人利用这些情绪再来服务人类。

催：她采集的这些人类的各种情绪是什么时候上传呢，随时上传，还是生命结束时整体上传？

潜：结束时。

催：如何才能让她更好地完成她的人生使命？

潜：做她自己感觉舒服的事情。

催：但是现在让她觉得最不舒服的事情，就是在工作中与同事、老板、客户打交道，但是要工作就不得不跟人交流啊？

潜：可以回避啊。

催：她也在想，这是否是她今生必须要学会、必须要去面对的事情？

潜：不是的。

催：我们先讨论她身体的问题。她经常会觉得全身无力，不愿出门，走路和闲聊都会觉得累。这是为什么？

潜：帮助她扩大内心的感受。外在无力，她的注意力就会向内聚拢。

催：为什么她心里难受的时候经常会头疼？

潜：排解心理的压力，将心理压力外化，心理就会觉得舒服些，是她自身的调整。

催：如何让她的身体感觉更舒服一些呢？

潜：不用刻意改变，这些都在她可以承受的范围之内。（潜意识似乎都不在意人的身体层面的舒服与否，他们更在意如何去实现自己的灵魂计划，是否走在自己设计好的道路上。）

催：她一直觉得自己有一段"受伤"的经历，这段经历有什么意义吗？

潜：帮助她走上这条道路。

（这一段的对答十分干净利落，紧凑明确。往往催眠师的问话还没有结束，答案已经出来了。小我的意识基本上退到一边，完全由潜意识掌控局面了。）

催：她已经知道并走上了这条道路，但是那种伤痛的感觉还在，可以帮她平复或消除这种感觉了吗？

潜：不需要平复。这是她来到地球的目的。她知道这个目标之后，会感觉好一些，让她不要太在意这段经历，这些痛苦是她可以接受的。（催眠师是见怪不怪了，潜意识就是这样站着说话不腰疼，所以总是说她可以接受、在她承受范围之类的话，不知道如梦有没有要起来打潜意识的脸的冲动！）

催：她为什么要承受这些痛苦呢？

潜：体验和感受。让这些痛苦开出美丽的花，形成有温度、有力度的文字。

催：她也知道只有自己才能拯救自己，但是她找不到自己的力量。什么才是她力量的源泉？

潜：不要把伤痛看成伤痛，伤痛是她力量的来源。

催：您觉得如梦可以把所有的伤痛转化成力量吗？

潜：还需要时间。

催：如何做才会促使她从伤痛中找到力量，并开出美丽的花？

潜：看书，看有关心理描写的书。她最近凭感觉买的书就不错。

催：除此之外呢？

潜：观察。观察别人的创作，各方面的创作，不仅是绘画、艺术。

催：还有呢？

潜：体验自己的情绪！！！

催：好的。她一直以来都有一种情绪，就是"自己不招人喜欢"。这是真实的还是她想象出来的？

潜：一半一半吧，她之前的感觉有夸大的成分。

催：为什么会出现这样的念头？

潜：她需要以此来更好地体验情绪。

催：但是这个念头也给她造成了困扰，让她在人际交往中特别的敏感，经常有受伤害的感觉，特别是在工作中。

潜：可以不让自己处在这种状态下。

催：不要这份工作吗？还是尽可能避免这样的情况？

潜：可以不要这份工作。

催：但是从人类的角度来看，这是一份不错的工作。您建议她辞职吗？

潜：她已经有了这种准备。不过可以等等，等到时机成熟再离开。

催：您会创造这样的时机出现，让她可以离开？

潜：是的。

催：到时候如梦会感觉到您创造的这个时机吗？

潜：会的。

催：离开这份工作之后她要做什么呢？现在有安排了吗？

潜：现在还没有。不过，会有安排的。

催：不仅在工作中，就是在生活中她与人交往也有困难。比如说一个问题，她往往有几个看起来完全不同的观点，她不知道怎么表达可以自己说明白，让别人也听明白。

潜：听，不表达。

催：如梦担心不说话会让别人觉得自己很怪、不合群。

潜：不要在意别人怎么看。

催：好的，我感觉如梦很多矛盾、痛苦的地方都是试图让自己符合别人的标准。

潜：是的。

催：之前她真正担心的是，被别人认为很怪、不合群之后，更没有人理她，没人带她玩儿，最终被人嫌弃和隔离。

潜：她需要不合群。

催：是的，之前她一方面害怕不合群，另一方面又有些欣赏自己的不合群。所以，她更矛盾了。之后，她就可以让自己处在不合群的状态，不需要逼自己？

潜：是的。

催：那生活总是要与人类共处，需要与人有交集的。如梦一定会问：不合群怎么可以生活呢？

潜：要平静、专注于她该做的事情。这样大家就不会在意你合不合群，大家都会喜欢一个平静、专注做事情的人。

催：你觉得如梦会明白你说的这个逻辑吗？

潜：应该会明白的。

催：如何才能平静而专注地去做事情呢？

潜：不去在意别人，只专注自己的感受。

催：别人的喜欢与否，真的没有那么重要吗？

潜：没有。

催：我明白你说的要专注于自己，但是如梦经常自己也处在一个矛盾的状态，不知道哪个才是真实的自己。请告诉她好吗？

潜：她就是一个矛盾的整体。她不需要清理和选择出矛盾的一个方面成为她自己，相互矛盾的几个部分的总和就是她。

催：如梦担心做真实的自己，就注定不会被这个世界所接受，是这样的吗？

潜：即使这是真的，也是做自己更重要。她需要感受这种不被接受的感觉，这才是她存在的意义和价值——感受、收集这些情绪。

催：从另一个角度来看，这就是您跟她说的"成功和平顺的人生没有多大的意义"？积极乐观地生活、受周围人的尊敬和喜欢都不是她的目标？

潜：是的。

催：她之前一直想知道，余生活下去的目标是什么？现在看来，除了体验情绪和文字创作，还有其他的答案吗？

潜：没有。

催：恋爱、结婚、生子呢？

潜：随便。这是选修课，看她喜欢了。

催：如梦总是说，她体验不到爱，没有爱的能力，也不想去"爱别人"。既然她是来体验和感受情绪的，那她为什么感觉不到爱？

潜：这不是她来到地球的目的。

催：她体验不到爱，会不会影响到她对孤独、紧张、恐惧的体验呢？

潜：不会。因为她是来体验和收集这一部分相对负面的情绪。

催：那有没有人是为了专门收集如爱、喜悦、乐观这一部分相对正面的情绪呢？

潜：有，他们是有分工的。

催：那在她的生活中是否认识正在做些工作的"战友"呢？

潜：没有。他们只需要自己做自己的。收集，然后上传汇报。

催：体验和收集情绪是她在灵性层面需要完成的工作，那么在现实生活中，她更适合什么样的工作呢？

潜：创作、研究以及任何她感觉喜欢的事情。

催：如梦把人类分为体验者和观察者，您觉得她属于哪一部分呢？

潜：观察者。

催：她也把自己归为观察者，但是她担心这是她逃避处理人际关系的一个借口，是这样的吗？

潜：不是，她就是一个观察者。

催：还有一个她觉得很奇怪的事情，她为什么会一直会梦见她的一个小学男同学？

潜：这是她的灵魂伴侣，他们有共同的特性，就是都有创作的天赋。每次梦到他，都是为了提醒她，其实你也有创作的天赋！

催：关于梦，她小时候会反复梦见她的周围有很多红色的细绳，这有什么意义吗？

潜：维度。她需要被"困住"、稳定在这里。

催：她为什么喜欢巨大的东西？

潜：这与她的来源有关系，她来自于宇宙，那是一个巨大的空间，看到巨大的东西，她有一种熟悉的家的感觉。

催：既然她有体验和感受的天赋，您可以展示一下她来的地方，让她体验一下吗？

潜：可以。她看到了宇宙，重新回到了宇宙之中。她感觉胸口不太舒服，她需要离开源头，她的身体一时无法适应这里巨大的能量。

催：好，离开那里，回到一个美丽的地方，休息一下。……她现在感觉怎么样了？

潜：还有一点不太舒服，而且觉得特别热。

催：好的，巨大的能量进入身体的时候，身体可能就会有热的反应。最后，她想替她的妈妈问一个问题。她妈妈的眼睛和鼻子一直不舒服，这是为什么？

潜：因为她不开心。

催：怎么做才会让她妈妈的身体舒服一些，她需要注意什么？

潜：不要被自己的思想、观念束缚住了。

催：好的，我们请求潜意识检查一下如梦的身体，告诉我她的身体情况如何？

潜：一切正常。

催：一切正常？刚才胸口的症状完全消失了吗？

潜：还没有。这只是她身体在高强能量状态下的一个反应，这也正常。

催：在离开宇宙源头之后，在结束催眠之后，这个症状会完全消失吗？

潜：不会，会留下一点点。

催：这很奇怪啊，您为什么会给她留下一点感觉呢？

潜：感受！为了让她感受。

催：这会是在她身体承受的范围之内吗？会给她带来新的困扰吗？

潜：是的，不会有新的困扰，只是感受而已。

催：我想再一次跟您确认一下，真实的如梦是什么样子的？因为面谈的时候，她反复跟我表达她对自己的疑惑。

潜：就是这个样子啊，如实如是。不需要去寻找，去辨别，这就是她的样子啊。

催：她以后生活的目标是什么？

潜：更多地感受，更多地观察，更多地承受。

催：所有身体和情绪上的感受，您确定都是在她可以承受的范围之内？

潜：是的。

催：她一直想疗愈自己过去的"创伤"，在她明白自己的人生使命之后，她的这些"创伤"会得到疗愈吗？

潜：会的。

催：她觉得达到她来催眠的目的了吗？对您给她的这些答案她会满意吗？

潜：她心里都明白了。

催：关于人际关系的问题，她知道如何去做了吗？

潜：她还在逃避。

催：嗯，那您觉得她应该如何勇敢地去面对呢，请告诉她？

潜：她可以逃，这也是她的一种选择。遵照自己的真实感受去行动，想逃就逃，路都安排好了。不一定非要去面对。

催：谢谢您的包容。告诉她也是有权利去选择逃避的，非常感谢。（从这几句对话中，我瞬间感受到了意识与潜意识的距离：我还在努力地获取一种解决问题的办法，感觉勇敢面对才是出路，而潜意识却认为，这根本就不是问题！逃避也是一种选择，遵照自己真实感受的所有选择都是被允许的、被照顾好的。催眠师大脑空白三秒，只剩下进度条在滚动，观念更新升级中……）

催：在最后您还有什么话要对催眠师说吗？

潜：继续做下去，感受不同的人生。

催：好的，谢谢潜意识！谢谢。我们今天就到这里吧！

四　余韵尾声

催眠刚结束，如梦感觉身体有些疲惫，浑身发热，特别是头有些晕。

这也是催眠时偶尔会遇到的现象，可以理解为她的身体一时无法适应高低能量的瞬间切换。我们在工作室又待了一段时间，吃了一些点心和水果，聊了聊天，她感觉慢慢地好了起来，直到完全正常，可以离开。

这期间，她一直在喃喃自语，为什么会给自己选择这样的一个人生使命呢？真不知道自己的灵魂是怎么想的。她按照这个思路，回想起自己过往的人生经历中，真的在体验别人的情绪时，她能感觉到巨大的平静。

不管是读书还是看电影，那情绪或是悲欢离合或是爱恨情仇，甚至恐惧和惊悚，她只要毫无戒备地潜入到这种情绪之中，去感受这种情绪，自己就会被一种更大的情绪烘托和包围，这种情绪超越快乐，接近幸福，或许只能用巨大的平静来形容。在那一刻，她可以完全不用顾及别人的评判和指点，不假装，不迎合，完完全全地跟自己在一起。那种感觉真的很舒服，很轻松！

晚上，她给我在微信留言："即使生活中所有的一切都没有发生变化，知道了此生的目的之后，真的感觉好很多了。"

催眠师说

我感觉到这次催眠的跨度真的很大，从心理咨询到催眠疗愈的跨度，从人的意识到潜意识的跨度，甚至从前世到今生的跨度。

从一般心理咨询的角度来看，如梦的问题就是青春期失去了家长的陪伴，导致在成长过程中出现一些与人交往的问题。用一般心理疏导和催眠暗示的处理方法，可能会让她发泄压抑的情绪，引导她理解父母的选择，从而原谅父母；

或者催眠回溯到青春期或更小时候感到受伤的场景，改变认知，场景脱敏、正面暗示等等。

然而，一切都在不可预期的催眠中发生了逆转。看似不幸的人生经历，看似矛盾的人格特征，在八个小时的催眠之后才发现，一切都是有秩序的，有计划的，完美的。我们所看到的支离破碎、看到的千疮百孔，只是因为那是人生拼图的一角而非全貌。

如果我们看到了自己的灵魂计划，知道我们为何而来，面对人生路上的逆风与黑夜，我们就会多一份从容，多一份坦然。而催眠，正是看清生命拼图全貌的一种方式。

学而优则仕？

引子

古语有言："学而优则仕。"在很多人的眼里，出仕为官是一条人生正途，于国，可以兼济天下；于家，可以光耀门楣；于己，可以衣锦还乡。但是，对于我们每个人来说，从政还是从商？站在人生的十字路口时，终究要何去何从，还是有些迷茫。当然，人生的哪一次重要的选择我们又不是思前想后，掂量再三呢？这个时候，不妨听一下潜意识的建议。

一　与个案面对面

　　安是我在子源辟谷学习班上的学员，但是我对他从心底有几分佩服。我们年龄相差不多，但是他在不会韩语的情况下，把企业在韩国做到了医疗观光行业里的龙头老大，在业界是响当当的风云人物。他多次带着家人和朋友、员工一起来辟谷，我在他的身上看到了孝敬与友爱，也看到了新一代企业家的开创和包容精神。

　　他一直对我的催眠工作很感兴趣，几次在微信上长谈深问催眠的相关问题。说好下次回国有空一定来体验一下催眠，更深地了解一下自己。2017年是他所处的大环境波诡云谲、跌宕起伏的一年。他有一个很好的机会可以登上历史舞台，一展抱负。他的内心跃跃欲试，却又有几分顾虑，他觉得自己出生在平民之家，没有根基，没有背景。此时此刻，他不知道是进一步扶摇直上，还是退一步海阔天空。进一步又如何进，退一步又如何把现在的公司做稳做大做好？情况紧急，他带着这些疑问，专门从首尔飞到北京，来寻找答案。

二　情景回溯

情景一：

　　我在漆黑的太空中飘荡，然后，慢慢地降落到一个蓝色的星球上。我第一眼就看到了一座宏伟的金字塔和一个狮身人面像，四周是广袤无垠的土地。我一袭白衣，飘飘欲仙。我看了一眼金字塔，动了一下爬上去的念头。于是，我拾级而上，很轻盈地走到了塔顶。站在塔顶，迎风独立，我感觉无比地畅快。这里能量很足，似乎和宇宙能量相通。我在塔顶即兴做了一套辟谷时常练习的《八段锦》，我感觉自己身体都开始发光了。此刻，我感觉自己白须白眉，像一个老神仙。

情景二：

我来到了英国的巨石阵。我站在深绿色的草地上，面向那些巨大的石头，心里想着这些石头的来历。我看着这个半圆形的巨石阵，身体特别轻盈，翻了一个筋斗，来到一块巨石之上，俯视周围的一切。在这里，我做了一套辟谷功，我感觉身体吸收了巨大的能量。如果说刚才的金字塔那里是土色、白色的能量，那么巨石阵就是墨绿色、青黑色的充满生命力的能量。在这里，我脚踩大地，感觉天空触手可及。我很踏实，感觉自己脱胎换骨了，我已经能看到自己的骨骼了。我特意审查了一下过去受过伤的左腿和左脚，这里现在非常地轻松，一点也不痛了。我现在准备收功了，把能量收到我的肚子里，就像金光发亮的丹药一样。

情景三：

我好像看到了兵马俑。我俯视着一排排一列列的兵马俑，气势恢宏，威武雄壮，栩栩如生。我转过身来背对着他们，前面是一片开阔的场地，背后的兵马俑此时都化作了我的部下。我振臂高呼，他们随即听令，一呼百应，天雷地动。现在，所有的兵马俑都活了过来，不再是陶砖做的，是活生生的人马，而且，千军万马为我所用。我左手持宝剑，头戴红缨盔，身披甲胄，成为一个充满力量的壮年人。我心装着一统天下的梦想，带领着军队前进。我知道，统一天下不一定要血流成河，白骨累累，但一定要有武力震慑，和平谈判的基础是强大的武力支持。

情景四：

我坐在高铁上，一路向西。一会儿列车行驶到一座高架桥上，桥下是幽暗的山谷，还有一条碧绿的河流，景色宜人；一会儿又开进了隧道，窗外闪烁过一明一暗的景象。列车从隧道出来后疾驰在平原上，带我回到了我的老家。这是我们县最新的高铁站，是县城的北站。（催眠结束之后，与个案沟通才知道，现在高铁站还没有修好，这里看到的也是未来的场景。）我看见自己穿着貂皮大衣，戴着帽子，出了高铁站，有一辆黑色的宾利来接我。我坐在宾利轿车宽敞的后座上，想着此行的目的是给爷爷奶奶和我大哥上坟的。我准备了很多很多的金元宝，去爷爷奶奶和大哥的碑前烧。（这里看到的也是未来的情景，现在墓碑还没有修，只是有这个计划。）

我站在墓前，对他们说："我来看你们了，给你们带了很多的元宝，让你们过得富足自在，你们想干什么就干什么，想帮助谁就帮助谁。"爷爷奶奶和大哥都喜气洋洋的，非常高兴。他们说，他们各方面都很好，会保佑我，也会保佑全家的。此刻，我身上开始发金光。我问他们是如何保佑我们的，他们说这个不能讲。我感觉大哥就活生生地站在我面前，大哥说二哥需要减肥，他也需要辟谷，辟谷非常好，对身体和意志力都很好。大哥还让父母要坚持练《辟谷操》，最好是天天练。（此时个案开始抽泣，一边哭一边说。）我感觉在大哥前面自己就像孩子一样。大哥说，他就在这里，想他了就可以来看他。大哥说，我的路需要自己来走，相信我能自己处理好。大哥说，我的病没事，我的腿没事。这时，我爷爷奶奶也围过来说，我将来会成为一个了不起的人，让我不用担心任何事情。他们说，我为他们选择的这个地方特别好，他们的灵魂就在这里，他们一直在这里看着我们。听了这些话，我的心沉静了，踏实了。他们的样子都差不多，都是白色的，半透明的，他们看上去和活着的时候一样。

情景五：

我站在大殿之上，穿着红色的官袍，头戴明朝的官帽，腰佩玉带，蓄着黑髯，很是威风。宫殿的四周有红色的柱子，皇帝正穿着一袭龙袍坐在龙椅之上，身边有很多人给他扇着扇子。龙椅之下跪着文武百官，他们不论是服饰的华丽还是身材的威武都远远不及我。他们跪着，我却站着。我的衣服上也有龙纹，我和皇上说话很随意。——我知道了，我是王爷。我在大殿的左手边坐下了。此时，个案恍然大悟，说："为什么我今生要选择出生在草根家庭，体验从无到有的奋斗啊，因为我前世已经体验过了出生在帝王世家、锦衣玉食的生活了啊。"（很多时候，潜意识这样恰当的展示，可以让个案安然地接受自己当下的境况。催眠师不得不佩服个案的悟性。）

我看见我结婚了，我穿着红色的喜服，我的王妃凤冠戴霞帔，美艳动人。——啊，原来她是我今生的前妻啊。我们俩郎才女貌，非常般配。我的王府非常奢华：假山植被，湖泊小桥，一应俱全。时光流逝，我又娶了一个小妾。她们之间也很和睦。这个小妾比我年轻25岁，我很疼爱她。——我明白了，她就是我现在的女朋友，今生也比我小很多。

画风一转：我身着甲胄，在荒漠之上，带领部下向进攻的游牧部落开战。漫天的风沙之下，我们偷袭成功了，战胜了这些游牧部落。我得到了一个玉玺，上面用篆书写着："受命于天，既寿永昌。"这个玉玺本来是属于中原政权的，后来被游牧民族带走了，我找回了玉玺。后来我做了皇帝。

生命的最后一天是我在班师回朝的路上偶感风寒，不治而亡。

这一生，我打了很多仗，开始是王爷，后来做了皇帝。原来我现在的公司高管马小姐也是从那一生来到今生陪伴我的啊，还有魏小姐，以前也是我身边的人。还有今生的另一位朋友，是我那一世身边的一个太监，一直陪着我。我明白了为什么我这一生要去韩国发展，因为我对这片土地有感情。（很多个案在催眠故事中都会出现今生生命中重要的人。通常，他们在催眠画面中前生的关系可以解释他们今生中的爱恨情仇。有时候，看到这些缘分，会让个案对今生的很多纠葛释然，会更加珍惜今生的再次相遇。所有你爱的人都不会真正离开你，穿越生死，我们生生世世都会在一起，没有什么真正的分离。）

从这一生中，我学到所有的一切都要靠自己打拼。没有什么好事是坐享其成的，机会和风险是对等的。

场景六：

那一生结束后，我一直就在宇宙里飘荡着，直到我来到现在这一生。

我从小就感觉到自己的不同。出生的时候是大年初一，全家还没做好准备迎接我的到来，妈妈就在炕上把我生了出来。生出来后因为是男孩，我妈三天没看我，之前的两个都是男孩，他们太渴望得到一个女孩了。

我这一生是来感受的，没有什么大灾大难，从一个普通草根家庭成长为拥有荣华富贵的人。这一生的最后一天，我看见自己穿着病号服住在医院里，已经是耄耋之年，眉毛都白了。我知道了自己是无疾而终的。死之前我的身边是哥哥、侄子、儿子。临终前，我笑着对儿子说："爸爸这一生很愉快，没有白来！"儿子哭着说舍不得我。我看着已经成长了的儿子，我很欣慰。儿子在国外大学毕业，在国际上经商，非常有成就。我把所有生意都交给了第二任妻子。她又给我生了一儿一女。最后，我的儿子把我安葬在一座山上，面朝大海，风景怡人。

这一生，我学到的功课是，人生没有什么大不了的，什么都不用计较，一切自有安排。

三　与潜意识对话

催：为什么给他看金字塔和巨石阵这些场景，而且还做了两次辟谷采气的功法？

潜：宇宙是相连的，地球和其他星球是相连接的，这是很神奇的事情。安需要相信这个事情，金字塔和巨石阵，这些都是地球和宇宙相连的地方。看到这两个地方，明白这些就够了。

催：这两个地方会像他看到的那样，为他的身体补充大量的能量吗？

潜：首先是给他补充能量，这里的能量很足。他需要能量。

催：是的，他需要更多的能量。那么他需要再去这两个地方走一趟吗？

潜：这一辈子想去的时候自然会去的。

催：现在看一下，给他补充的能量够用了吗？

潜：是的，够他这一辈子用了。

催：做皇帝的这一生对他今生有什么启示吗？您挑选这一生给他看是

想告诉他什么?

潜:告诉他,上一辈子他已经很厉害了。这一辈子不要有那么大的压力,好好享受这一生就可以了。

催:皇帝是中国拥有最高权力的人了。他现在有一个从政的机会,他觉得这样可以有机会调动更多的资源做自己想做的事。您觉得他这一生要不要去从政呢?

潜:不用了,没必要。都当过皇上了,还当个小官干嘛呢?真是没出息!

催:不去从政,去做什么对他来说是最有意义的?

潜:就做现在这个医疗观光行业就可以了。

催:那他如果从政,是否能从国家层面上更好地推动医疗观光行业的发展?

潜:费那劲儿干嘛?!

催:为什么不做呢?

潜:那样太辛苦了。

催:那就满足公司发展的现状,还是在这个领域,把公司办大做强、办连锁、上市?还是去开拓更多的业务领域?

潜:别的领域没必要,这个领域就挺好的。他这一辈子是来这儿体验人生的,搞那么复杂干什么。这一辈子就是要过得很滋润、很舒服。当什么官啊,那么累。做什么事业啊,那么累。真是的,什么荣华富贵没享受过呢?

催:好的,他的身体还有一些问题困扰他,他的左腿经常感到沉困,有些不舒服,请您现在检查一下他的腿,现在已经恢复正常了吗?

潜：恢复正常了。

催：确定吗？

潜：确定。

催：非常感谢。他身体皮肤上还有一点点问题，这是什么原因呢？

潜：以前瞎操心，自己把自己作的。

催：您这样说，他自己能明白吗？

潜：对。他自己知道。

催：他如何做才能解决这个问题呢？

潜：该吃吃，该睡睡，放松。这又不是什么大病，会好的。

催：他想让自己变得更帅一点，更完美一点。他需要去做微整形吗？

潜：想做就做吧。

催：他去哪家医院去做，找谁做会更好呢？

潜：×××（一家医院的名字），他知道找谁。

催：虽然他现在公司发展得很好，他想让公司发展得更好、赚更多的钱？

潜：急啥？

催：我们很多人都想知道未来是什么样子的。他想知道网站会发展成啥样？公司的前景如何，能满足一下他的好奇心吗？

潜：操那么多心干嘛？他将来肯定能挣钱就行。为什么非要这么偏执？

催：那他真的还特别想问，他这辈子能赚多少钱？

潜：很多很多钱，足够他用。

催：我明白，当钱多到一定程度，其实就是一个数字而已。但他又很担心，这辈子会不会有一些意外啊、灾难啊、重大疾病啊之类的，一夜返贫？

潜：没什么，不用担心。

催：今天您给他展示了这么多的场景，对他说了这么多的话，对他的帮助大吗？

潜：帮助很大。

催：在哪些方面会帮助到他呢？

潜：心理、健康、事业。最主要是心理。

催：看清了那么多事情以后他就不会那么担心着急了，是吗？

潜：对。

催：他还有很多具体的问题想问您，他在韩国的那块地还买不买呢？那个房子要不要买呢？您有什么建议给他呢？

潜：自己想怎么折腾都行。

催：这都不是事儿啊。他感觉他的儿子以后一定会大有成就，他很好奇，他儿子也有保护神在保护着他，对吗？

潜：有。

催：真的像他看到的那样，能在国际上做很大的事业吗？

潜：嗯。

催：他还有其他的一些朋友，想问一下他们未来的状况。×××在仕途上能有更大的发展吗？

潜：能。

催：需要个案对他提供什么样的帮助吗？

潜：不用。

催：他现在有很多的合作伙伴，未来和他合作最好的是哪家医院呢？

潜：×××。

催：这家就是合作走得最远，做得最好的吗？还有吗？

潜：就是这家。

催：他原来还在想公司上市这回事，您对公司上市这个话题，有什么想说的？

潜：搞那么累干嘛？！

催：在与×××的合作发展上，有什么建议要提醒他吗？

潜：不用提醒。

催：您相信他，是吗？

潜：是。

催：国际××××研究院会成立吗？

潜：会。

催：什么时候？

潜：今年。

催：他会在其中担任什么职务吗？

潜：没必要担任什么职务。搞那么累干嘛？

催：没必要担任吗？他觉得如果担任个什么职务，会对公司发展有利。

潜：挂个名可以。

催：总之，不要把自己搞得那么累。是吗？

潜：是。

催：在您看来，是不是安的很多问题都是过多的担心？没什么意思？

潜：是。

催：那您觉得有什么重要的话，想要对安说？

潜：别瞎操那么多心，好好的就行了。

催：但是，他觉得自己赚更多的钱才会有安全感啊！

潜：哎呀！这些钱够他用了。搞那么辛苦做什么，操那么多心干什么？这辈子又不想让你做多大的事情，做好自己就对了嘛。

催：那他现在有哪些是您觉得做得不够好的地方？您需要提醒他？

潜：不要瞎操心，他就是瞎操心太多。一定要想着这辈子是来干嘛的。

催：干嘛的？您跟他再确认一下。

潜：是来体验人生的。

催：自在、轻松、自由，该吃吃，该喝喝……

潜：除了健康什么都不是事儿。

催：他说辟谷以后，他多年的胃病好了，真的吗？您能帮他确认一下吗？

潜：……很好了。

催：他说他有点肝囊肿，您能帮他扫描一下他的肝吗？现在情况怎么样？

潜：不影响。

催：他总觉得自己的肝有问题。您能直接帮他瞬间疗愈，解决这个问题吗？

潜：没必要。

催：他有点中耳炎，为什么呀？

潜：瞎操心。

催：不会影响到他的健康，是吗？

潜：不会的。就会好的。

催：在您看来，除了健康，其他都没那么重要，是吗？

潜：嗯。

催：他今天来到这里正式和您有一个面对面的对话和沟通，这个时间点上与您直接沟通，对安来说有什么重要的意义吗？

潜：这个时间点太特殊了，太特殊了……（潜意识一直在感叹这一句话，仿佛安正站在一个十字路口，何去何从，是时候做出一个重要的选择了。）

催：这是对他眼前的意义。您觉得这次您和他直接的对话，对于他这一生，有什么样的影响？

潜：有很好的影响，让他更成熟。别再东想西想，放松就行。

催：他还有一些问题，譬如他为什么会离婚，为什么会遇到现在的女朋友，相信他在这个过程中已经明白了，是吗？

潜：对。

催：您还有什么话要告诉个案吗？

潜：尽管向前。

催：勇敢向前？（催眠师习惯性地把认为重要的地方重复了一遍。）

潜：不是，是"尽管"向前。

（催眠师大脑断篇三十秒……请允许我在此处调频升级……

一词之别，天上人间。人生在世，哪有那么多的时候需要鼓足勇气、咬紧牙关、排除万难，力挽狂澜于既倒，置之死地而后生？只有心中怯懦、力不从心、目标渺茫、前路未知的时候，才会给自己不断地打气，要勇敢，要挺住。其实，这时候，没等开始，已经是"强弩之末"，已经输了一半了。

人在旅途，我们需要的只是"尽管"向前，不管风吹浪打，胜似闲庭信步。灵山依稀似梦里，一蓑烟雨任平生。我们人生的过程，如同去西天取经，虽然九九八十一难，一难都不能少，但是更高的精神力量在密切地关注着我们，保护着我们，没有过不去的火焰山，凶险的流沙河里也只有我们还未相识的兄弟，人生几多艰难，我们"尽管向前"！）

催：说得太好了，我想每次我把这句话拿出来细细掂量，都会感受到这四个字所传达的巨大的、深沉的意义。那您对我现阶段的工作有什么要指导的吗？

潜：你做得很好，帮助了很多人。

催：我以前觉得催眠是一个非常小众的事情，有缘人才会遇到，才会相信。

潜：哪有小众，每个人都需要。只是很多人不知道，不了解。你为什么不把这事情做好？能帮助很多人的。

催：是啊，任重而道远……

潜：你做得不到位。

催：抱歉啊。我是做得不到位，我担心催眠的很多理念与很多人的既有价值观不契合，会遭到排斥，或引起别人的迷惑，我只是慢慢地试着分享给有缘分的人。

潜：爱你的人永远爱你，支持你的人永远支持你。不要在乎那些杂乱的声音，那些反对的声音都是没用的。你为什么要在乎那些很少的反对的声音呢？

催：好吧，我从经验上一直认为这些方法都是小众的，只被开放、先锋、有自省精神的人接受。

潜：其实，很多人都需要。只是你们没有找到打开他们心灵的钥匙，找到方法就可以了。

催：那您有什么建议？让我们去面对更多的人，去告诉他们，世界上还有这样的方法来让身体健康、心灵宁静。

潜：很简单。

催：对我来说，可不那么简单。

潜：三个字：讲故事。

催：怎么个"讲故事"法？

潜：你想，大部分人都需要催眠啊，但是他们得知道这事儿啊。他们都不知道，怎么能接受？对不对？你怎么让他知道，让他接受？最好的方法：讲故事。

催：讲催眠中发生的故事？

潜：讲一些简单的，能把人的注意力先吸引过来就好了。记住，讲故事千万不要吓着人，要考虑到一般人的心理接受程度。先让他感兴趣，有些人感兴趣的话自然就会来问你了。

催：然后再深入介绍，是吗？

潜：他已经感兴趣了啊！再给他讲什么都好说了。这有啥难啊！

催：好，我首先要打破这个催眠属于小众的思维限制。

潜：你首先打破你自己框架，你有错误的认识。这么了不起的事情，你为什么不好好做？

催：我已经在催眠这条路上走了好久了。我相信催眠，也相信我的技术和经验。

潜：千万要悟一悟"讲故事"这三个字。"讲故事"……但是要把故事加工加工，把合适的情节讲给合适的人。"讲！故！事！"你都要进行加工啊！

催：非常感谢您给我的这三个金字玉言。

潜：你赶上了一个好时代，很好的时代。要会讲究地讲故事。

催：要有讲究地讲故事！好的。我明白了。最后我想问一下您有什么办法能让安随时听得到您的声音？随时感受到您的存在？

潜：这是一个过程，我一直就在。可能他要多做几次催眠吧。

催：对，每一次催眠都会链接更深一点，更稳定一点。多做几次，他身体就会熟悉和记住这种链接的感觉。我相信我们以后还会经常见面的。在送走您之前还有什么话吗？

潜：没什么了，一切都很好。

催：谢谢您给我们讲的这些话，还有给我们讲的这些故事。谢谢。

催眠师说

个案从催眠状态中出来，感觉自己身体和内心全面放松下来了。他一直在感慨，为什么认识我这么久了，都不了解催眠，没有早一点体验这么好的东西。他觉得很神奇，往那里一躺，爱咋咋地，就可以解决那么多的问题，明白那么多道理，感受那么深的情绪，真是太好了。他反复跟我阐释他领会到的潜意识说的"讲故事"这三个字的丰富内涵，让我一定要把故事讲好，把催眠做好，让更多人有机会通过催眠改变人生的轨迹。

哈哈，他是不是又在"瞎操心"？！

总是有些不甘心

引子

子曰：三十而立，四十不惑。

而立之后，不惑之前，终究还有好多的困惑、迷茫和不甘心。

有些看起来不是问题的问题，你可以选择漠视，也可以选择面对。

一 与个案面对面

素素是第一批生二胎的职场女性。现在，二娃已经断奶，她也重新回到了工作之中。但是，之前那种轻松从容的感觉却一直没有找到。虽说老大已经上小学了，但是还要每天按时接送啊，还要完成老师在微信群里布置的各种作业啊。老师在微信群里公布的每门课每个单元的成绩，比她自己的业绩单还让她揪心。虽然有老人帮忙照顾老二，但也是要在网上买衣服、买奶粉、买尿布，也要在困着眼睛都睁不开的时候，被娃奶声奶气的"妈妈"叫醒。毕竟，家人都认为养娃是她的第一大职业。

但是，对于她的领导和同事，工作才是她的正事，养娃都是人生的花边。常规的工作她可以驾轻就熟，但她总想在工作中突破一些限制，却总觉得有些人威严不可冒犯；她总想把事情无巨细地做好，却又觉得太多的事情俗不可耐。她想尝试和坚持一些新的东西，却觉得周围有一团黑影随时准备好了要嘲笑她！

养娃是她选择的，工作是她选择的，但她又觉得哪儿哪儿都不够完美，都不够理想。或者，她不甘心接受生活现在的样子，总是想把生活中的一切打理得更好：想让自己变得更美丽、更自信，更受人喜欢和尊敬；想让自己有更多闲暇的时间，更有艺术气息，更有灵感直觉。但是，一天只有24个小时，一周只有7天，而她已经付出了100%的努力。她不知道如何"开源节流"，才能让自己重新找到那种轻松的感觉。

素素的这种状态，是很多养娃、工作两线作战的女人们常有的状态。聊天最后，我们共同感叹了一番，才开始催眠。

二 情景回溯

进入催眠状态，流畅的画面很快开始出现，感觉进入了很稳定的链接之中。

情景一：

我看到了一个将军，四五十岁的样子，块头很大，很魁梧，很威风。他拿着一个权杖，穿过走廊，走上一个观礼台，台下很多士兵列队相迎。他忽然挥舞起手中的权杖，下面的士兵便山呼海啸般表达对他的恭敬和臣服之心。他觉着自己很威猛、很有地位，自我感觉很好。

忽然，龙辇仪仗出现，国王来了。这个将军的气焰一下子就萎缩了下去，表现出很卑微的样子。他跪在地上，头也不敢抬，恭迎国王的圣驾。这时，下面士兵的呼声更高了，以排山倒海的气势欢迎国王。将军还跪在那里。我感觉到将军的内心其实很虚弱、很怂，他刚才耀武扬威的样子只是狐假虎威，想借助大家对国王的尊敬过过瘾。

国王终于露面了，面色白净，温和慈爱，长得很像《西游记》里的唐僧。虽然外表柔弱，手无缚鸡之力，但是，通过他的眼神你能感觉到他内心的坚定。

国王走下龙辇，把跪在一边的将军扶了起来，说："你做得很好，你很勇敢，你在战场上冲锋陷阵、所向披靡，别人对你的尊敬都是你应该得到的。不要以为别人尊敬你只是因为你是我的一个近臣、侍卫。要知道，别人尊敬你，是因为你所表现出来的气概。"将军非常意外，很激动。像个孩子一样哭了。将军觉得，国王这么体贴他、安慰他，让他感到无上的荣幸。

台下的士兵看到国王这么体贴和尊敬他们的将军，所有的士兵都决心更加拥护这个国王了。

现在，将军很坚定地站着，不像刚才那样耀武扬威地站着，不是内在的虚荣心和外在的权位支撑他那样站着，而是靠自己的力量站着，他很坚定地找到了自己的位置。

情景二：

在后花园的一个亭子里面坐着一个女子，二十多岁。她穿着绫罗绸缎，是个富家小姐。她特别、特别地伤心，正往池子里撒些红红的花瓣，然后看着这些花瓣顺着水流漂走。（第二个情景一开场，素素的口气忽然变得特别温婉而哀伤，完全进入了一位大户人家小姐的角色。）

这时，一个五十多岁的奶妈急匆匆地过来叫她回去。奶妈很着急，说老爷发脾气了，叫她过去看看。她没办法，只好跟奶妈回到厅堂里。屋子里，老爷坐在太师椅上，刚摔了一个茶碗，丫鬟们跪了一地，都在低着头，大气不敢喘。她一进门就跪了下来，什么也没有说。老爷很生气，怪她自作主张找了这么一个出身寒门的男人，（他们还没有结婚，只是公开地私下往来。）现在，这个男人犯了事情，被官兵带走了，说是要抓起来坐牢，好像是因为他在街上聚众讲学，宣传了一些反抗皇权的主张。

因为她家在当地是很有头脸的高门大户，刚才，官府专门派人到府上来问一下老爷子的意思。老爷子一方面觉得很丢面子，另一方面他又很心疼，怕自己女儿伤心。他觉得很为难，觉得自己祖上几代人的百年基业就毁在了这么一个外姓人的手里。现在，他把所有的愤怒都转移在了女儿的身上，责问她怎么会看上这么一个男人。见到老爷生这么大的气，所有人都很害怕。

她没有那么伤心，也没有那么害怕，她觉得他做得挺好，而且她觉得老爷一定会去救他的，因为自己是老爷唯一的女儿。她知道，其实老爷也挺欣赏这个年轻人的才华，但是，现在发生的事，他觉得为了这么一个穷小子，会让他在同僚面前很丢人。最后，老爷还是通过人情打点把她的男人赎救回来了。

这个女人终于见到了自己的男人。在相见的一瞬间她哭了，心里很矛盾。既是因为担心男人在牢里受苦，又很高兴看到男人毫发无损的样子，觉得安心了。她一方面怪他不小心、不好好保护自己，一方面又挺赞赏他做的事情。她的男人很愧疚，觉得让她担心了。

他们需要先去叩谢老爷。她不想去，怕老爷又要批评她，就让她男人自己去见老爷，表示感谢。那个男人去见了老爷，自然又被老爷训了一顿。老爷觉得现在已经是国运不济，年轻人有更好的想法也是可以理解的，但还是要保护好自己，如果不是祖上积德，积了这些情谊、财产，换回了这条命，说不定就会有牢狱之灾。（素素很清楚地感觉到当时的朝代是明朝末年，说不上是为什么，就是知道。）

后来，他们结婚了。男人还在读书的时候他们就私定终身，发生了刚才的那件事。老爷觉得女儿做得很不光彩，但爱女心切，也只能听之任之。女人私下里拿了家里好多的钱财来供应她喜欢的男人读书，老爷子也是假装不知道，从不过问。她是真的喜欢他的才华，他读书不是为了考功名，而是想用这些道理来让天下长治久安。后来，她的男人不负众望，考中了功名，他们终于结婚了，明媒正娶，这让老爷子很有面子。

男人开始在朝廷官办的学府里讲述他的政治理念和对国家权力架构的

理解，受到他影响的都是当朝名流、国之栋梁。现在，他利用了这么一个有高度的平台，去宣讲他对国家社会的理想，不是在这个平台底下去拆这个台，不是去谩骂和揭露，而是去构建和支撑。

老爷很开心，终于看到寒门出身的女婿为他们家光宗耀祖了，百年基业后继有人了。女人很高兴，她终于夫贵妻荣，被朝廷封了一个诰命夫人的名分，得了封地，有了田粮的收入，这也让老爷很高兴。早年她从家里拿了很多的银子供她男人读书，现在也有了经济上的回报。后来，他们有了一个儿子，虎头虎脑，挺可爱的。

在生命的最后一天，她快要死了，这个男人拉着她的手说，特别感谢她的父亲，他知道，父亲一直是暗地里同意他们在一起的。在最艰难的时候，老人家豁出所有的脸面去救了他。他特别感激父亲能够答应把她许配给他。他说，这是他人生中最重要的事情。

这个女人回顾这一生，她觉得在这一生，她学会了勇敢地表达和有策略地表达。如果要想自己有更大的影响力，就要从市井之中走到庙堂之上，在市井之中你再精彩的表达影响的也不过是贩夫走卒、织席屠狗之辈。在庙堂之上，倾听你表达的都是阶前玉树、国之栋梁，你的观念会由上而下地影响到整个国家。你也不再是一个聚众滋事、需要被限制和监管的对象。但是，一定要勇敢，你不管遇到什么样的事情，总会逢凶化吉，总会有人来帮你收拾后面的这些烂摊子的。

情景三：

我看到了一滴水从上面滴下来，我从这滴水中看到一个场景：一个三十多岁的白衣飘飘的长发女子在山谷之中抚琴。她在山谷之中，隐姓埋名，常年跟着师父修行练功。她的师父是一位很老、很老的老头了。她用琴声来传达自己的内力，琴声会随着武功和内力的增加而变得更有力量。内化成气，外感成声。随着内力的增加，随手就弹成最符合现有心境的曲子。

有一天，她觉得修行的生活很枯燥，想下山了。她从小就在山里修炼，没接触过外人，现在已经不年轻了，她想下山去看一下，会不会遇见一个人。师父答应她可以走了，也说什么时候想回来都可以。她有些舍不得师父，毕竟师父养育了她这么多年，但她还是想到尘世间去走走。

她从山上下来，走在镇里的街道上，周围的人都在看她，觉得她是个女神仙，因为她走路很飘很轻，跟别人不一样。她也很想体验他们很疲惫、很沉重地行脚赶路的感觉。很快，她遇到了他，就是那个她觉得有可能遇见的人。

他是一个私塾先生，年龄跟她差不多，结过婚，没孩子，妻子过世了。（催眠师：我听到这一段的时候，感觉这不像是素素的小我编的故事。如果只是想编一个中国式的完满的爱情故事，男主人公一般不会有这样的经历。）她决定留下来跟他一起生活。他们在一起了，他读书，她练剑。她练得漂亮，他看得出神。他说，第一次看到一个女人可以把剑术舞得这么美，恍若仙子，让他想起杜甫写诗赞颂过的公孙大娘。白天，她教他练剑；晚上，他教她读书。有时，他们一起出去买买东西，在市井之中过着神仙一样的生活。

他说，见到她之后才明白古书上那些描绘男才女貌、琴瑟和谐的话是真的，他以前从未想过生活还可以这样过。她说，见到他之后才觉得生活还可以这样有温度，虽然很琐碎，但是比在山谷里练剑的日子更有意思。

后来，他们又教那些来读书的小孩们练剑。他们在当地越来越受到大家的尊敬。她觉得这种很简单和朴实的生活中又带着一些书香和侠气，这才是最完美的。不像是在山谷中，虽然很美，但很无聊。也不像周围邻居那样，只知道做工、吃饭、养孩子，没有一点更重要的事情去做。他们把住的地方扩建了，让更多的人来读书练剑。他们也接受周围邻居的帮助，他们会送来一些新鲜的蔬菜和水果。

有一天，她的师父来敲门，问她后不后悔下山，愿不愿意跟他回去。她毫不犹豫地说要留下来。她说，这样的生活才是她想要的。师父很高兴，没有勉强她就离开了。后来，她生了一个女孩，长得很像她，她想等女儿长大了也教她练剑。她花了很多时间照顾女儿，但不觉得女儿是个负担，因为女儿是她的希望。有一天，女儿问她，为什么要下山来找爸爸。她说，我找到了爸爸才能见到你啊。

她是很老才去世的，她的家人和她教过的一些弟子陪伴着她。她对弟子说："好好练剑，剑中自有仙气在。"

她在临死前回顾这一生的时候说，这一生就是要让她知道，生活中琐碎的事情不是多余的，只有在琐碎的、温馨的生活中，才能创造出更有温情、更有温度、更有魅力的事情。如果你拒绝了这些琐碎，生活也会变得很无聊。

三　与潜意识对话

看过几幕精彩的故事之后，催眠师开始呼请与素素的潜意识对话。

催：您让她看到第一个情景是想告诉她什么？

潜：心和身的统一。国王就是心，将军就是身。那些士兵就是万有和众生。当身体自作主张做事情的时候，可能也会得到其他人的认可，但不是发自内心的，就像士兵刚开始对将军的尊敬一样。当身心合一地去做一件事情的时候，才会让周围的一切变得特别和谐有爱，更充满敬意地对待你，就像国王扶起将军之后的感觉。

其实，真正受到别人从内心无限尊敬的并不是外表的威严和盔甲，不是大块的肌肉、宽广的胸膛、黝黑的胡子，真正让人尊敬的是你内心坚定的意志！即便是手无缚鸡之力的白面书生，如果你有一颗坚定的心，你的内心有一个坚定的方向，并且为这个方向付出全部努力的时候，这样的人便是最受别人尊敬的，连那些彪形大汉、粗人武夫都会去敬佩那些真正从内心无限坚定的人，所以真正重要的是心的质地，而不是外形的感觉。

催：一定要被别人尊敬吗？

潜：她并不需要别人的尊敬，当她按照心的感觉去做的时候，别人自然就会尊敬她。

催：她不需要沉迷于别人对她的尊敬？

潜：是的。但是她可以利用别人对她的尊敬，她可以利用他们向她臣服的这颗心，来向他们传递更坚定的力量，就像国王向将军传递力量那样。

催：过去她有些害怕权威，怎样缓解和消除这种害怕的情绪呢？

潜：真正的核心的人物，最有力量的那个层次或者最具有决定性的那些人，其实是很温和的，像国王、唐僧一样很善良。她看到的那些让她害怕的那些人，都是很虚假的自我支撑，伪装成或者膨胀成那个样子。她要与更高一层的人沟通，真正高层次的人是特别温和的。她以前只看到了将军一级的耀武扬威的感觉，她没有看到更高一级的慈悲和爱。她在能够把自己提高一个层次后，让她与之打交道的都是有着无限爱心和慈悲的人，她会了解到这个真相，从而减少这个恐惧。

催：您给她展示的第二个情景，是想告诉她什么？

潜：尽快地提高自己，让她从更高的层次上影响更高层次的人。她以前总是比较害怕与高层次的人打交道，她觉得自己卑微，她怕别人不接受她或者看不起她，其实她已经站在了一个时代的前沿，特别是思想意识的最前沿，她可以用她现在明白的、知道的和体验到的跟任何她认为的高层的、高水准的、高能量的人打交道，去影响这些人，是以一当百的效果。

催：她自己的能量状态已经做好准备了吗？

潜：是的。

催：她还需要做哪些事情来提高自己吗？

潜：她要相信自己已经站在了新的平台上。而且她能感觉到自己的力量。

催：这些高层的人会自己出现吗？

潜：会的，她会自觉地筛选和吸引有更高影响力的人来到身边，给这些人以影响。我们对这个世界的评价不是谩骂和指责，任何不完美的事情都是我们可以去补救和改善的。对待这个世界，我们可以时时愤怒，处处指责，也可以站在更高的层次上去引领社会风尚、改变社会结构。

催：我知道，她的工作之前受到过一些媒体的负面报道，这件事她一直想不通，觉得委屈。

潜：就是想让她明白，高层和权威最后也让她毫发无伤地全身而退了。这么大的事情都没有对她造成任何的伤害，对的就是对的，别人暂时的不理解也是可能的。其实，她以后也会明白，没有什么能真正伤害到他们。

催：要勇敢地表达和有策略地表达也是您提示给她的吗？

潜：是的。

催：您给她看第三个情景是想告诉她什么？

潜：她有时候觉得生活很麻烦，要照顾孩子和老人，协调一些她认为她不太想做的亲戚朋友的事情、同事领导的关系。这个女人的一生是想告诉她，如果什么关系都没有，像在山谷里修行一样只有清静，那也只剩下无聊了。正是这些错综的人际关系和琐碎的家庭生活才能让她感觉到时而读读书、时而练练剑那种快乐的感觉。如果让她在山谷里几十年如一日地练剑，也很无聊的。

催：她想知道，如何获得旺盛的精力？她觉得她现在的时间很有限，她想在有限的时间里做更多的事情。您有什么建议？

潜：时间的有限更保证了她做事的效率。如果每天都没有事情，可以随便干任何事情，反而降低了很多处理事情的效率。所以，这不是一种限制，这是促进和提醒。

催：她想早起打坐，但也没有坚持多久，您对这事的意见呢？

潜：打坐很重要，那是静。但是如果在动中，在处理事情的过程中，能保持心静如水，那是一种更高层次的修行。打坐不在乎形式，而是在乎能否心静。

催：打坐能帮助到我们什么？

潜：一直在动中的人就静下来，本身静的人就要再动起来。它是一种平衡和协调。一直在匆忙的人，手头一直有事的人，如果她打坐，就让她暂时割裂掉那些烦琐的事情，心身一处地连接和觉察。如果一个时时处处都可以觉察自己的人，那也不妨在做事中觉察自己，打坐只是一种形式，最重要的是如如不动的心。

催：打坐也是帮我们觉察自己？

潜：是的，强迫自己停下手头的事情、眼前的事情、心上的事情，停下来，进行连接。如果你连接得很好，你可以一边做事情一边觉察。

催：她希望自己更年轻漂亮，不是那种妖艳的漂亮，而是能够法相庄严、体态匀称。要达到这个目标还需要做哪些？

潜：按照自己的想法去做，而不是按照世俗的标准去做就可以。比如说她跟人家在外面吃饭，她特别想盘腿而坐，但是她担心脱了鞋子不礼貌，别人有意见，所以她坐在那里特别难受。她可以完全按照自己的想法，别人不会在意的。她有些觉得不太舒服和不太爽的地方是因为她觉得别人会怎么想。按照她自己觉得高兴的方式就可以了。

催：她觉着现在有两个孩子，她感觉被束缚住了，不像之前那么自由自在，但是她渴望自由，她想更自由自在一点。

潜：有限制，才会有自由的感觉。没有限制，也就无法体会到那种自由。所以总会在事上去磨炼自己的成长。如果什么事都没有，就像在山谷里修行，没有时间催促，也没有人际关系，这会失去存在感。有很多的限制，才会有突破，才能感受到自由。当然不要把限制看得太严重，不可以突破，别把自己框死了就好了。她以前太觉得自己要有责任感，要怎么样去做一件事，其实没有那么严重，所有事情都没有什么大不了的。

催：她想在工作上发展自己，更有想象力和创造力，怎么做呢？

潜：她会认识很多新的朋友，这些朋友会带领她去体验一些新的东西。她们会一起去探索，她的朋友圈会提升一个层次。

催：创造力意味着什么？不同的体验还是新的想法？

潜：不是想法。是出了结果然后发现，噢，还可以这样！并不是有了想法再去实现与创造。可以是先去做，没有固定的目标，做出没有想过的东西，那才是创造。

催：创造带给了我们什么？

潜：喜悦，和对自己神一样身份的认同。

催：她想有更强的艺术鉴赏力，比如在音乐、书法方面。您的建议呢？

潜：她总是觉得不好意思去接触这些东西，觉得自己没有经验。其实当你的灵性成长到一定高度的时候，你会对这些东西一点即通，即便从来没有接触过也会有特别强的直觉。不要担心你对这个东西的感知说出来会被别人笑掉大牙，会让别人一听就是外行。不是的，当你的灵性水平、心智成熟到一定层次的时候，你会独辟蹊径地对很多东西有深刻的感悟，你完全可以跟别人分享你的体验。

催：她会喜欢上音乐和书法吗？

潜：她以后会在各个领域体会到那种新鲜感，不一定有多么高深的见解或多么大的成就。但是那种新鲜感就像孩子捡到一片树叶一样，那份喜悦是无法言说的。只要拥有这份喜悦和新鲜，就足够了。

催：她觉得自己工作上现在做的事情很多事情，都是以前不喜欢、讨厌或恐惧的事情，感觉自己有一些突破和成长。

潜：因为她已经不再是原来的她，不再是害怕的她，她已经进入了一个自己的新高度。怀孕生娃这两年，看似是一种停滞，空档，其实是一种全新的整合、全新的突破，头脑里的一切概念都不那么重要了，这是对她以前各种恐惧的释放。但是她还是需要去学习，需要删除的信念还有很多。

她需要去练习、去了解，这将是一个很大的跨越。

催：她在变化的过程中，有的时候分不清哪个才是真正的自己？

潜：没有关系，新的改变都是好的。就像她换了一件衣服，她在改变。她会慢慢熟悉一个全新的自己。

催：她觉得周围的人工作能力和智慧水平都很高，有些羡慕。

潜：是的，所有的人都在进步。她在进步，所以她吸引而来的人就会是工作能力比较高的人、思维开放活跃的人。

催：她父亲心脏不好的原因是什么？

潜：深深的失望，对他儿子的失望。觉得儿子没有按照他预想的方向和人生道路去走。

催：您帮他调整一下吗？

潜：试一下。……（潜意识开始工作。）

催：心脏调整好了吗？

潜：有一些进步了。

催：醒来之后需要她做些什么？

潜：多打电话跟父亲聊聊天。

催：我可以问一下我的几个问题吗？

潜：可以。

催：我感冒和咳嗽很长时间了，是想提示我什么？

潜：清理和重新适应外界。好像你渐渐地觉得你的周围的环境并不适应你的身体和思想意识的变化，变得不和谐了。

催：是的，也有一些情绪波动，可以给我建议吗？

潜：按你内心最真实的想法去做。区别哪些是想要的，哪些是担心的，放下所有担心的，去拥抱你真正想要的。

催：好的，现在可以结束今天的催眠了吗？

潜：我想一下……出于我对你们的信任，我就不说别的了，你们会做得很好的。（有意思的潜意识啊！感觉还有很多叮嘱的话、鼓励的话要说，最后都没有说出来，只是因为"信任"！太有力量的支持啦！）

催：非常感谢。

催眠师说

大家可以看看这次催眠中出现的三个故事。第一个像寓言故事，如同潜意识随意搭了一个舞台背景，演了一出戏。第二个情景完整地展现了一个女人一生的故事。画面清楚，情绪饱满，性格鲜明。正义而爱面子的老爹，温婉而有情义的小姐，以天下为己任、指点江山、激扬文字的书生，时时都有矛盾冲突，却处处充满爱！第三个情景感觉也有真实生活的气息，但是更像是仙侠小说，玄幻剧情，真假难辨。

可是，分辨真与假有那么重要吗？如果个案能够从这三个情景故事中体验与感悟到了一些她现在需要的东西，这些收获让个案的今生过得更坚定、更智慧、更从容，难道还不够吗？

兑现对自己的承诺

引子

古人用"千金一诺"来形容诺言之重，"轻诺者必寡信"。

太多的人告诉我们，要对别人信守承诺。

太少的人提醒我们，对自己也要言出必行。

对自己的承诺，做了就是了一个心愿，不做就欠一笔心债。

一　与个案面对面

隋随不是时尚美女那一款，只见过一面就给我留下了深刻印象——五官大气，慈眉善目，体型也属于加大码的，特别是肚子，孕相十足。据说她也曾努力减肥，但往往收效甚微。了解隋随的人都知道，她是一个做什么事都慢半拍的人。小事慢小半拍，大事慢大半拍。就连这次催眠见面，已经反复确认过了时间，还是迟到了一个小时。

她说，出门之前也反复预估过路上的时间，最后还是迟到了，她觉得很不好意思。她说，她真的不想再这样了！

面谈进行得很顺利，我已经在方方面面地了解了隋随。她可以算是个事事如意的人，如意得会让很多人羡慕。事业有成，房车齐备，父母健在，儿女双全，夫唱妇随，举案齐眉。

我问她，那你觉得开心吗？

她怔了一会，眼圈开始泛红，忽然咬了咬嘴唇，欲言又止。

她没有说什么，我已经知道了。

我接着问：为什么呢？

她鼓起全部的勇气，说：这不是我想要的生活！

好像这句话一直在她的心里打转，却从来没有说出口。

我并不觉得意外，因为太多的人来到我这里，都是因为不开心，他们有各自不开心的理由。他们中有的人生活看起来光鲜亮丽，无可挑剔，但与他们内心真正想要的生活都有些距离。外人所看到的光鲜亮丽只是因为那些生活符合了我们内心的某种需求。而一个人只有自己知道，自己真正想要什么样的生活。

我问：那你真正想要什么样的生活？

泪水终于涌了出来，她好像下了很大的决心，急促地说出了一大段话。

她说，她一直觉得自己的使命就是去帮助别人，怎么帮，就是用钱去帮；帮助谁，就是贫困地区的孩子们。具体的方式就是自己行动起来，走到他们中间去，把钱送给他们，再带给他们一些鼓励，一些安慰。这个念头在她的心里倔犟地盘旋好多年了。但是，她一直没有去做。

也不是没有志同道合的人，她身边一个叫娜娜的朋友就一直定期去贫困地区支教。也不是家里人不同意，之前她让娜娜代她给孩子们送过一次钱，先生也没有反对。就是吧……这种感觉很难说。想想自己虽然有车有房，吃穿不愁，但生意上还有些贷款，还要经常再贷一些款做周转，再加上这几年孩子上学结婚买房啥的，也一直没有存下什么钱，总想着再多攒点钱就去帮助别人，好像钱一直都没有攒到她想要的那么多。还有，生意越做越大，开的店越来越多，不可避免地就是越来越忙，合计着出去一趟多走几个村子、多去几所学校，往返怎么也要五六天的时间。怎么盘算也抽不出这么多时间，不是家里有事就是店里有事，总觉得不放心。每次听说娜娜又要去助贫支教，自己就跟着瞎激动，听说他们一行出发了，就魂不守舍的，不停地看娜娜的朋友圈有没有更新照片视频；听说他们回来了，就后悔自己怎么就没有跟着去，其实这几天生意也没有那么好，去了也不耽误赚钱。心就一直这样揪着，起起落落，五味杂陈。

我感觉隋随已经完全打开了自己，连同几年前那次昙花一现的婚外情也毫无保留地说了出来。我知道已经可以开始催眠了。

二　情景回溯

很快，隋随进入了催眠态，时空穿梭，情景出现——

这是一个兵荒马乱的世道，到处是流离失所的难民。深秋时节，暮色四合，青瓦深宅之内，一个不再年轻的男人在来回踱步，感叹世道不安。听说战事已经持续了几个月，从北往南打，就要打到这边来了。越来越多的难民逃向南方。他双手背在身后，手里拿着一把扇子，不停地敲打着，全家十几口子人都等着他拿主意呢。

他已经决定明天一早跟着大波流民一起向南跑！他叫下人把大门打开，收留过路的流民。支起大锅，熬上米粥，让大家吃顿饱饭，然后在东西厢房睡一觉。这一晚，他家收留了四五十口人。

第二天一早，他和大家一起出发，去南方！那里现在还是太平的，虽然他从来没有去过。

后来，他们在南方安定了下来，没有再回来，在那里白手起家，又把日子过得稳稳当当的。他很老的时候，死在自己家新盖的深宅大院之中。

三　与潜意识对话

催：他的这一生经历了什么？

潜：这一生他过得挺孤独的，他的妻子因为不开心离开了他，他一直没有伴儿。他知道妻子为什么不开心，因为他对她不够好，太冷漠！

催：有什么遗憾吗？

潜：如果人生可以重来，他可以对妻子好一点。

催：我们可以从这一生中学到什么？

潜：可以从这个苍老而和善的老人身上学习到，在能帮助别人的时候就帮助一下别人，能帮助多少人就去帮助多少人。生活不易，多做善事。

催：为什么展示这个情景给她看？

潜：这个男人中年经历战乱，逃荒避战，从一无所有，还可以迅速地过上小康生活，就是要告诉隋随，她很有经商头脑，完全不用担心钱的问题。

催：她很有经商头脑，为什么还一直深陷债务之中？

潜：这是她的路。是让她明白生活不容易。

催：为什么她之前一直想做助贫支教的事情，却没有做？

潜：时机未到啊！秋天就会去。

催：关于这件事，还有什么要说的？

潜：其实，她心里挺明白的，去一次也耽误不了什么事，也花不了多少钱。只是，一直以来，她太想做这件事了，更怕自己做不好了——比如捐助的钱不够多，去一次，见的孩子不够多，跟他们说的话不够多，对他们的影响不够大，好像都觉得对不起自己多年的心愿。所以，就一直一直不敢去了。

催：在秋天之前，她会做些准备工作吗？

潜：其实不是自己万事俱备了，高枕无忧了，才可以去帮助别人。任何时候，只要有一颗善良的心，就可以去帮助别人。就像这个男人，在自己朝不保夕、举家逃亡的前一天晚上，还可以打开家门，收留难民。如果没有他的收留，深秋露重，饥寒交迫，那一夜，会有十几口人死去。

催：她为什么总会迟到？

潜：没有做她喜欢的事，她就会在其他的事情上磨磨蹭蹭，慢半拍。看她的身材就只知道，她没有足够的行动力！等她真正行动起来之后，自然就会瘦下去！

催：这是她这么胖的原因吗？

潜：嗯，有一团气在她的肚子里，已经开始从肚子里散开了。这团气堵在这里好久了。散了之后，肚子会变小的。（能听到个案的肚子开始咕噜乱叫，开始排气。在催眠的过程中，立即开始调整身体的现象经常发生，一种是从外在看不出来的隐形的调整，一种就是像这样明显的打嗝排气，上吐下泻。遇到这种情况，很多个案觉得很不好意思，催眠师却为个案身体的变化感到高兴。）

催：她的朋友娜娜出现在她的生命中有什么意义？

潜：认识她自己，真正地认识自己、认可自己。

催：帮助别人是她今生的使命吗？

潜：来体验吧！体验爱情、金钱和助人，体验天伦之乐。

催：她的老公为什么挺喜欢唠叨她的？

潜：老公的唠叨是在帮助她成长，从小格局成长为大格局，让她认识到自己的不足，不断地提升自己。

催：当她明白这一点的时候，她还会烦她老公的唠叨吗？还需要这样一个不断唠叨的老公吗？

潜：不需要了，以后也不会了。

催：关于亲情、天伦这个方面，她说她的母亲总是不理解她，怎么办?

潜:她的母亲是一个幼稚的灵魂,他们之间的区别就是老灵魂和小灵魂的区别。她来地球很久了,所以总会跟妈妈之间有一些隔阂。

催:母亲出现在她的生命中的意义是什么?为什么会安排这样一个不理解她给她带来痛苦的妈妈?

潜:让她明白,如何去爱自己的孩子,尽力去理解自己的孩子。她如果学会了理解自己的孩子,这个隔阂就没有必要存在。

催:关于金钱呢?

潜:她不是一直在体验吗?贫穷、富有;借钱、还贷;助贫、捐款……

四 余韵尾声

想起有一年的春天,我和源清每个周末都去爬香山。一个朋友看了我们在朋友圈的晒图,热血满满,说好下次一定要跟我们一起去。她说她计划好久了要从春天开始坚持爬山,锻炼身体,终于找到同行的人了。

第一个周末约她,她先说是要去买双专业的户外运动鞋,还要去买身户外的运动服,要那种裤子膝盖下带拉链的,等到过了五一,爬到山顶要是热了就可以把半截裤脚解下来。

第二周约她,她说自己平时上班背的包太沉了,她要去买一个双肩背包,这样可以解放双手,并随意拍照了。她说看了几家的包,都不太满意,她觉得这样的双肩背包一定要是布的,这样更透气一些,天热也不会捂着后背。

终于有一天装备齐全了，除去加班、刮大风的几个周末，整个春天，我们最终只一起爬过一次香山，没有到天特别热的时候，她就因为怀孕在家养胎了。

我们梦想的自己，是站在一定的高度上，360度无死角的完美，毫无遗憾的极致，不管是要做慈善，还是爬到山顶振臂一挥。但是，《老子》有言："合抱之木，生于毫末；九层之台，起于垒土；千里之行，始于足下。"对于梦想而言，开始才是最重要的。

我忽然想起网络上流行的一句话："练习瑜伽最难的一个动作是把瑜伽垫打开。"不管如何，先做起来！至于最后达到的高度，或许只有天知道！不管如何，只要我们起程，在路上，我们就会离梦想更近一步。走着走着，我们似乎就不会太执着结果如何了，因为，我们已经乐在其中了。

对完美结果越执着，我们反而会越不敢去走第一步，越怕第一步太丑、太小、太幼稚。而在原地待得越久，想得越多，梦想与现实的差距就会让我们越分裂、越煎熬。所以，想得太多，就是自我消耗和自我折磨。

不要只憧憬着远处的风景，我们需要的是把袖子挽起来，把胳膊甩起来，把步子迈出来，趁春风乍起，春意渐浓，为梦想出发。

答应自己的事，还要等到什么时候呢？

催眠师说

不要只是想着以后，你不知道明天和意外哪一个先来到。

终归是一粒沙

引子

个案在催眠状态下讲述的各种各样的故事中，我特别喜欢这一个。

这个潜意识安排在明朝上演的故事，与个案今生的经历一一对应，丝丝入扣。人生何处不江湖，几世轮回再相逢。前世今生情场里的儿女心意，劲敌的恩怨对立，商战对手的直接过招，都风流云散，恩怨两消；成佛成魔，都只剩一粒沙……

一 与个案面对面

司机把魏靳送到工作室就走了。走之前魏靳向司机交代说，整个催眠的过程大约需要六个小时，结束的时候会给他打电话，中间不用安排他吃饭的问题。看着魏靳跟司机说话时的态度如兄弟般亲切和蔼，让人如沐春风。

魏靳今年 50 岁整，房地产公司的老总，笃信佛教。以他的话说，他已经到了人生"知天命"的年纪，很多事情自己心里也有数了，就是想用催眠的办法与自己深度对话，看看还有哪些问题自己没有意识到，该弥补的弥补，该解决的解决，该努力的努力，该放手的放手。借着这个机会回顾一下自己人生的过往，预测一下人生的归途。

跟魏靳聊天的过程很轻松，很真诚，没有阻抗，没有怀疑。他对催眠师的态度，好像只是想跟好朋友说说心里话；对催眠中潜意识的期望，也只是想认真地听取一下智者的意见。这是很好的心态，远比那种孤注一掷的、想通过一次催眠将乱七八糟的人生问题一了百了的个案更容易进入放松的状态。三个小时的面谈时间很快过去了。我了解了魏靳人生的过往，也明白了他三个主要方面的困惑。具体如下：

一是事业发展，现在的公司发展有些不景气，各种投资的思路也不太明朗，而且，公司在海边的这个楼盘最近几个月销售很不景气，他近期要做出一个决定，但他还没有想好怎么处理。全部转给别人？还是出售部分股份？公司的资金链有些紧张，才会让这个问题日益紧迫。至于为什么会出现经营上的问题，主要是与他的感情问题有关。

二是感情问题：他现在有两个女人，不知道如何选择。之前还有另外一个女人，他不知道他们之间到底有什么宿缘未了。

结发妻子是他的大学同学，感情平淡，无波无澜，好像彼此都是一种可有可无的状态。他们有一个儿子，目前在读高中。妻子的主要工作就是照顾儿子的饮食起居。第二个女人原来是一个保姆，没有太多的文化，温柔善良，不求名分，愿意为他做任何事情。她在他最艰难的时候照顾他、安慰他，给了他活下去的希望，后来也给他生了一个儿子。

现在，三个人的感情关系基本上是相安无事，魏靳不知道是否要离婚再结婚，打破这种奇怪的平衡。魏靳想知道，哪个女人会陪他走到生命的最后。让他更加犹豫不决的是，不止一个人告诉他，他这一生里会有三段长期稳定的感情。这是真的吗？第三个女人会是谁呢？——我也很好奇。

在面谈中，除了这两个女人，他还讲了他与另一个女人叶青的故事，叶青走进他的生活是一个比较老套的故事。

叶青是个有美貌有头脑、有能力有野心的女孩，原本是魏靳的下属，业务水平很高，几年的时间里频频晋升，渐渐地可以在他的公司里独当一面。二人日久生情，发展成了情人关系。叶青先是提出要与魏靳结婚，魏靳说这个不可能。叶青说如果没有名分的话，可以拿钱补偿。刚开始还可能只是气话，只是小女孩般耍耍脾气地要钱。后来要的数目越来越大，再后来直接要求分公司的股份。直到有一天，魏靳恍然发现，叶青对公司内外复杂的人际关系、所有财务情况都了如指掌。她已经不是他那温柔可人的事业助手了，欲壑难填，她要取而代之了。

商场如江湖，暗地里波诡云谲、草木皆兵。魏靳开始试探拒绝，开始集结亲信，开始布局防范了。这时，叶青的翅膀已经硬了。她选择联合魏靳最大的竞争对手陈政修，里应外合，来彻底地搞倒魏靳，要让他一败涂地。陈政修在市场上处处排挤、打压魏靳的公司经营，让公司的利润严重下滑；还组织农民工、拆迁户聚众闹事，讨要工钱，要求加大补偿力度。最严重的是，叶青还在陈政修的指使下，挖掘了魏靳的一些经济内幕，添油加醋，对他提起法律诉讼，以正义的名义对他进行各种调查。在这几个回合的较量里，魏靳被搞得措手不及，有家不能回，东躲西藏，狼狈不堪。

有好长一段时间，魏靳特别地低沉。他关掉了平时一天要接上百个电话的手机，断掉一切联系方式，躲到一个清静的地方，面壁思过，反省人生。当然，也是为了躲避各种债务和骚扰。别看他在商场上呼风唤雨、叱咤风云，但是在生活上他是一个低能儿，可以说是饭来张口、衣来伸手，平时的生活都是被别人照顾得井井有条，现在一个人根本没法生活下去。就在这时，他最要好的朋友从老家雇了一个保姆照顾他的饮食起居。她在他人生最落魄、最无助的日子里，默默地陪伴着他，照顾着他……患难见真情，在这段人生最低落的日子里，他跟这个保姆产生了感情，后来也生了一个儿子。

他来做催眠的时候，心里怀着对叶青无限的恨意。毕竟，这个女人把公司折腾得元气大伤，也把他个人的生活搞得七零八落。他差一点就遭受牢狱之灾。现在呢，他反败为胜，告倒了陈政修和叶青。他亲手将他曾经的情人、现在的敌人送上了审判台。现在一审结束，宣判有期徒刑 10 年。叶青不服，提出上诉，二审即将开庭。他真想让这个女人在铁窗之下度过最美好的年华吗？个中滋味，一言难尽。

最后一个问题就相对简单一些了：他觉得身体健康情况不妙，感觉最近精力不济，体力也严重下降。他对于身体迅速变老的这件事，觉得有些可怕。

他说：随缘，催眠中能看到什么就是什么。

我说：这样最好了，我们开始吧。

二 情景回溯

情景一：

我看到了海边优美的风光：波光粼粼的大海、松软细腻的沙滩，高高的椰子树，壮美的落日，高飞的海鸟。清凉的海风，吹在脸上，一切都那么舒适惬意。

情景二：

我看到了一望无际的青青的麦田，麦田中纵横交错的小路，小路尽头是我初中时的学校。我看见一个男孩，穿着蓝白相间的校服和运动鞋，他好像不想去上学。

情景三：

我看到了我大学的校园，看到了校园里的那个湖。在湖边，有一个女同学，扎着高高的马尾，当时，我并不认识她，但我就是能感觉到，我们将来会在一起。

大学的旁边有一座寺庙，那时，我经常去那里。在寺庙里，我看到一些小和尚走来走去。镜头晃动，我看清了其中一个小和尚的眉目，长得特别像我的小儿子。不知道为什么，看到他的脸，我有一种想哭的冲动。我感觉有一瞬间的画面闪回——好像曾经我是一个书生，20多岁，穿着古代的粗布衣服，在寺庙附近读书。我经常去寺庙找这个小和尚一起讨论佛法。今生这个小和尚就是我的小儿子，他一直是我生命中不可缺少的一部分。

情景四：

我是一个寒门出身的读书人，刚刚参加完科举考试，住在京城等待发榜。……我考中了进士，很高兴，十年寒窗苦读，终于换来了我今天的成功。我回家把这个消息告诉了我的妻子（就是我今生的太太），她好像没有什么反应。倒是我的小妾（就是我今生的第二个女人），她特别为我高兴！我不太想把妻子接到京城，总感觉我们之间的感情可有可无。我比较矛盾，要不要接她们去京城。最后，我一个人只身赴京。

我入朝为官，春风得意，得到了皇帝的信任，成为朝廷的新贵。我一下子晋升到了一个特别高的一个位置上，大约相当于现在的部长级别。朝中的局势非常复杂，有一位60多岁的老臣，精明强干，乃国之重器，我虽然尊重他，但是与他的政见不太一致。老人比较保守，而我锐意革新，想一除旧弊。我知道他很看不惯我，也看不惯其他新人得势。虽然大家各怀心机，但是在面子上还过得去，毕竟是同朝为官。在这样的时局中，我感到势单力薄、孤独无依。正在这时，我的小妾从家乡千里进京，过来陪我。她温柔的陪伴给了我最大的精神支持。她让我放下，不必烦恼；让我忍辱负重，以求报国。她说，这个老臣年纪大了，活不了多长时间的，没有必要去计较。

有一天，那个老臣请同僚去家里吃饭，当然我也在邀请之列。就是在那次宴会中，我遇到了这个老臣的小妾。这个女人对我一见倾心，暗送秋

144

波。想想看，我当时是朝中新贵，风华正茂，玉树临风，哪个女人会不喜欢呢？如果不是造化弄人，相逢已晚，我跟她在一起，也算是郎才女貌、神仙眷侣了。但我是一个堂堂正正的君子啊，丝毫没有为这个女人触动情怀。我对她眉目间流传的情意视而不见。这个小妾特别愤怒，她觉得自己不顾礼法暗传情愫，你还故作什么柳下惠，你有什么了不起的？！好吧，你不怜惜我，我也没有必要在乎你了！

晚上，她给这个老臣吹枕边风，哭哭啼啼地说了我很多的坏话。无外乎说在宴会上我不顾老臣的颜面，竟然有意于她，我竟在宴会中扯了一下她的衣袖！她说："妾可以以死表清白，就是这个年轻人胆大妄为，简直就没有把您放在眼里啊！"听到这里，老臣大怒，心想，我早就看你不顺眼了，你竟敢在太岁头上动土，竟敢动我的女人！

于是，老臣联合朝中的其他故旧，一起来反对我的改革政见。那时，我刚刚进入朝堂，根基甚浅，哪里是这个老家伙的对手啊，很快我就被降到一个无关轻重的位置上去了。我十年苦读，空有一身本领，还没有好好做些事情，就被小人所害，我心里特别恨这个老臣不辨是非，也特别恨他这个小妾搬弄是非。没过多久，那个老臣病重身亡。除旧革新渐渐成为朝中的主流意见。他们想到了有才华的我，知道我是被冤枉的，又把我调回朝廷，共商国是。

后来，我也老了，我住在一所很大的宅院里，我的妻子、小妾都已经早早去世了，家里有一个30来岁的佣人照顾着我，陪伴着我。我每天读读经书，写写字，就这样度过了我生命中最后的时光。最后，我选择要走了，我是可以选择的。

情景五：

他接下来的这一世比较碌碌无为，可能 40 多岁就死了。那一世是一个很普通的人，好像是教书先生。

他得了肺结核，当时医疗条件不好，四五十岁死都很正常。他的妻子是一个很普通的村姑，但是很贤惠。他们之间的感情很淡泊，君子之交淡如水。他们好像有一个孩子，才两三岁的样子。

在他的这一生中，最重要的事就是考上了秀才，那对他来说是很大的喜事了。后来他培养了很多学生，其中一个学生当了大官，好像类似于市委书记这个级别的官职吧。其实，他的水平不是特别高，但是很认真。他也是一个特别讲规矩、特别正派的人，一生没干坏事。他本身也是信奉佛教的。

这一生很快结束了，催眠师开始与他的"高我"对话：

催：他的这一生平平凡凡，最后生病离开了这个世界，这一生课题是什么呢？

高我：证明人就应该踏踏实实地活着，平平凡凡。

催：我们从他这一生踏实、平凡、有些碌碌无为的一生中，应该学习到什么呢？

高我：人不能太把自己当回事，太自大。其实这段人生还证明一个道理，人最终也是一粒沙子，终将回归自然。

催：不能太自以为是，把自己看得太重，踏实平凡地活着也是一种很好的人生，是吗？

高我：人生就应该这么活着，要节制各种欲望。

催：这一生中，有什么人出现在他今生中吗？

高我：好像那个情景中他的夫人就是现在的夫人，感觉感情状态也差不多，一直平平淡淡的。

催：除了这个夫人还有其他人吗？

高我：好像有个学生，一直爱慕着这个老师，但是也没有结果。这个学生好像就是叶青。

三　与潜意识对话

看了这么多的情景，我觉得可以呼请潜意识，与之对话了。

催：您给他展示今生初中或者大学校园的一些场景，是想告诉他什么？

潜：还是有很多的人是通过学校的教育成为品德不错的人。这些都是由学校教育产生的。所以，做人应该接受更好的教育，做一个品行高尚的人。

催：您觉得魏靳是一个品行高尚的人吗？

潜：是的。

催：您让他看到大学附近的寺庙，是想告诉他什么呢？

潜：他是有佛缘的人。

催：为什么看到一个小和尚很像他的小儿子，有一直想哭的感觉呢？

潜：他儿子曾经是出家人。儿子就是他生命的一部分。

催：那他以后怎么样去面对他的儿子，怎样做一个好爸爸呢？

潜：现在他做得还不太完整，好像还有点亏欠他的小儿子。

催：需要怎样做去补偿他的小儿子吗？

潜：不用偿还。他挺有出息的，将来会发展得不错，也会很有孝心。

催：您让他看到书生考中进士、入朝为官这一生是想告诉他什么呢？

潜：再风光也是要化为尘埃，再不风光也是要化为尘埃的。

催：从他风光到最后化为尘埃的过程，您是想给他什么具体的启示吗？

潜：就是让他知道，他这一世外人看起来很风光，很成功，符合这个时代的价值观，但最后还是错的。——大家都知道、都认可的东西未必是对的。

催：他这一生关键险恶的时候，他的小妾来京城陪伴他，劝说他放下，这样的场景是要告诉他什么？

潜：所有的困难都可以用时间解决，再复杂的事，时间都可以解决。现在遇到的困难也可以用时间解决。

催：情景回溯中他遇见的这个政敌，这个精明奸诈的老臣在他的这一生中出现了吗？

潜：出现了，就是陈政修。

催：这个老臣的小妾，有没有在他的这一生中出现？

潜：她就是叶青啊。

催：原来他们一直就是一伙的啊，怪不得可以很快联合起来搞魏靳呢。您最后让他看到有一个30多岁的佣人在照顾他，这个人在他这一生是谁呢？

潜：现在还没出现。

催：她还会出现吗？他们还会有什么关系吗？

潜：有关系啊。类似于夫妻关系，又不是特别名正言顺的。因为他不会再结婚了。

催：这些都是之前设计好的吗？

潜：是的，是来照顾他的。跟那一世的情况类似。比他年轻，在最后的日子里照顾他，陪伴他。

催：看来他们有很深的缘分啊。

潜：这个女人欠他的。在之前的某一生里，他帮过她的忙，把她从死亡中拉了回来，所以她来回报。其实没有太多的感情，只是她愿意去照顾他。同时，说明魏靳是有福之人。这些福气和他一直做好事、善事，为人正派都是有因果关系的。

催：确定会有第三个女人来陪伴他，是吗？

潜：是的。

催：现在第二个女人的健康情况也不太好，宫颈有些问题，这会严重影响她的健康吗？

潜：是的，她也就是有 50 多岁的寿命吧。

催：就是因为这个问题的影响吗？

潜：有这个因素吧，主要还是她心里有点纠结。她知道自己是情人的身份，心里不舒服，又知道没有办法改变现状。只是自己憋着，时间长了，对身体肯定不好。

催：有什么建议给魏靳吗？怎么样做才能跟她在一起度过美好的时光？

潜：他已经做得很好了。无非是在经济上多支持她吧，其他的不管怎么做她都会觉得有欠缺。

催：就是怎么做，最核心的问题还是在那里的。他的妻子想要出国陪儿子到国外读书，看一下会顺利出国吗？

潜：其实她不想出国，她预感出国可能婚姻会有问题。

催：他们的婚姻会有实际的变化吗？

潜：最终还是君子之交淡如水吧。像前几世那样，没有那么多的纠葛，平平淡淡地相伴吧。

催：那他的妻子会陪伴他到生命的最后时刻吗？

潜：他妻子的寿命会比第二个女人的寿命长些，但也不会陪他到最后。最后还是会有一个年轻的女人照顾他，所以还真的会有第三个女人的。

催：他和叶青的关系您刚才已经展示给他看了，他们这一世为什么还会纠缠在一起？

潜：好像叶青是一个比较邪恶的人，她需要修行，这些事儿也是对她的一个修炼。但叶青也挺可悲的，她现在好像还没有意识到这个问题。关上10年她应该会明白一部分，她应该不会再折腾了。

催：其实是一个更高层级的安排？

潜：是，她确实该关起来反思。这不单纯是魏靳的报复。也不要担心她出来之后，会再找魏靳秋后算账。

催：他们之后还会有联系吗？

潜：叶青会回来求他帮忙的，还是为了钱。钱这一关她过不去，她还是放不下钱。情景回溯中那一世她也是为了钱、为了面子，才嫁给一个快要死了的老臣做小妾。

催：魏靳会帮助她吗？

潜：唉！他本来就同情她，还是会帮她的。叶青会找他认错的，虽然说的话不完全是真话，也是为了得到利益。因为那时她真的没钱了。

催：确定魏靳还是会帮助她的？

潜：会的，因为叶青也帮助过他，他会记得的。

催：好的，我想这其中的来龙去脉、恩怨情仇已经说得很明白了。魏靳还有一些问题想得到您的指点。他想知道他今生的使命是什么。

潜：他今生的使命就是按西方的价值观取得世俗意义上的成功，然后让他知道，这个成功其实都是错的。要把这些事儿告诉所有的人，让更多的人尽快醒悟。如果更多的人醒悟了，这个世界就没问题了。要是这样下去，很快就出问题了。

催：他为什么觉得近来身体一直不好，觉得精力不济呢？

潜：消耗太大。

催：他把他的精力都消耗在哪里了？

潜：在世俗意义的成功上消耗太大。

催：他认识到这个问题，身体会一点点好起来吗？

潜：也是要靠时间的。注意生活要有规律。

催：不要像昨天那样熬夜熬到三点？

潜：自己的身体只能靠自己，别人帮不上忙。只有自己帮得了自己。放下，看破。

催：您觉得他能放下他前半生追求的功名利禄吗？

潜：差不多了。看透百分之八十，放下百分之五十了。

催：那他为什么看透百分之八十，才放下百分之五十？看透又不能放下的是什么？

潜：这个可能和他的心有关系，这是善良的心造成的。他很想对别人负责，也没什么不对。当大家都放下的时候，这世界也就没有什么了。

催：就像他跟他妻子一样"君子之交淡如水"，其实就是大家相安无事、互相放下的状态。是这样的吗？

潜：是。其实都是自己想出来的。本身最终就是一粒沙子，你说能有什么事儿呢？等到最后终究会证明，人就是一粒沙子，都不重要。

催：虽然最终都不重要，但是现在还有一些事情对魏靳来说很重要，海边的这个楼盘最近几个月销售很不景气，他想知道到底要怎么处理，全部转给别人？坚持下去？还是出售部分股份？

潜：各有利弊。也是让时间去解决，水到渠成。

催：多长的时间呢？

潜：春节是一个节点，会缓和，开始起死回生。

催：之后呢，他到底应该怎么办？

潜：其实，只要他愿意做就能成功。但是，这件事最终也是错的。

催：不明白，请具体解释一下。

潜：现在在海边建房子，对自然破坏这么严重，就是错的。但是现在这么多错了，也不差这一个错。他得用这个项目赚点钱，然后去做别的事儿。要把他想做的公益培训、传统教育的事儿做起来，这样就可以把他的错误抵消了。（魏靳最近几年热心办公益教育培训活动，投入了大量的精力和财力。他说，他前半生的钱财取之于民，后半生就要将钱财用之于民。）

催：在美丽的地方盖房子，给大家提供住的地方，这难道不是一个有利众生的事情吗？

潜：关键是不需要那么多啊。现在太多了，太过度了，应当适可而止。

再有，不需要住那么大的房子啊。一家三口住七八十平方米就够了。现在属于是过度，是欲望。

催：那我想替魏靳问一个问题，他的主业在房地产界，是个开发商，他的成功或者说他的本职就是不停地盖房子，给别人提供更好的住处。如果现在不需要盖那么多房子，他以后还怎么做房地产行业呢？

潜：他干什么都没问题，关键是他想做就行。他的品德好，他几世都是楷模，不同的价值观下的楷模。但是，要知道那都是个"名"，最终都要回归大地，变成尘埃。

催：不管你再风光、再平庸，最终都是要放下一切。

潜：所以，他今生有一个使命就是要把这个道理告诉大家。

催：您说他做什么都可以，那他在美国的这个项目什么时候开始卖是最好的时间点？

潜：他自己知道。

催：听从自己内心，那个就是一个最好的指引，是吗？

潜：是的。他自己会有一个准确的判断，因为他想干什么都没问题。

催：那澳大利亚的项目什么时候开始投资呢？

潜：明年可以了，今年也可以。

催：他想把做房地产的投资改成做金融的投资，您觉得会有很大的回报吗？

潜：应该没问题。今年 20% 应该能做到。

催：那中国、美国、澳大利亚，哪个国家更适合他做投资的选择？

潜：他只要想做，哪儿都行。

催：他说他从高中就开始，就会经常失眠，为什么会这样呢？

潜：好事不能都是一个人的呀。他各方面都很好了，就应该有一点去平衡，他已经得到了这么多，但是他不轻松、不快乐。

催：为什么呢？

潜：只要放下，人就会变轻松。

催："放下"就会轻松，那他现在背负着不愿意放下的东西是什么呢？

潜：他还有百分之五十没放下。他会慢慢放下的。但是他最终可能没有办法做到完全放下。他最终还是有使命，还是要做点事情的。包括做教育也是他的使命。

催：他说过，他一直有些孤独，他身边好像没有人能够明白他的想法。

潜：还是那个道理，好事不能都是他一个人的，包括神经衰弱、包括不快乐、包括孤独，都是他成绩的副产品。这是相辅相成的。

催：他身体有很多地方不舒服。为什么他会得白内障？

潜：因为他经常喝酒，肝脏不好，所以眼睛就不好。这是提醒他注意。身体只有自己去注意，才能保养好。

催：他说，他无法坚持不喝酒，这对他来说很难。您觉得戒酒真的很难吗？

潜：快了，会有个时间过程。如果戒了酒会好很多，但是毕竟年龄到了，下滑是正常的。但是他现在下滑得太厉害了，所以他能恢复一部分。（我再一次见到魏靳的时候，他已经戒酒，并开始吃素半年了。身体也瘦了好多，整个人的状态轻松了好多。）

催：您能够帮助他提升一下他的状态吗？

潜：我不能帮他，得靠他自己。

催：他身体改变的时机还未到？

潜：对，还没有到这个时间点。你如果帮助了他，对他也不好。

催：打扰了他在那个阶段的体验？

潜：像叶青一样，就应该关上一段时间。这之前，你去帮助她，给她催眠，第一你帮不了她，第二还对你不利。不是所有的人你都要去帮的，有时候，你不帮就是帮他。他现在需要这个过程。

催：好的，我明白，因为需要这个过程。他想要去闭关，有必要吗？

潜：我来解释一下闭关。闭关是指你回到了自己的本体中心，你的思绪慢慢地停滞下来，你仿佛与整个世界都有了隔绝。它不在乎你在深山还是在闹市，它只在乎你是否回归到你的本体中心。不要追求外在的形式，内在才是最重要的。就是一定要记住自己是一粒沙子。得意的时候也不要太迷失，失意的时候也不要太绝望。就是一粒沙子，没有别的，这就是最重要的。

催：所以也要告诉他：一直想要修佛性、要帮助别人，这样的想法这也是一种欲望。

潜：是的。其实，我一直在帮助他。他的潜意识和正常情况下的意识已经融合得差不多了。他百分之八十的时间是融合的。

催：那百分之二十的分离是什么原因呢？

潜：业力。他现在其实也在清理这百分之二十。不管好还是坏，都应该清理掉，好的也不要。

催：完成那百分之二十的情况，人生就是一个大圆满了？

潜：是，他一直很圆满。但还是一粒沙子，大海里的一滴水。

催：您今天一直在提醒他，自己最后的定位和最真实的定位就是那一粒沙子。不管你遇见什么，你成为什么，你最终的、核心的、本质的、归宿的东西就是那粒沙。

潜：是的。他已经知道了。

催：最后您还有什么想要提醒他的吗？

潜：他就是我。就是按自己的想法去做，本身就是自性告诉他的。把这百分之二十修炼完，就完美了，完美了也是一粒沙子，成佛了以后也是一粒沙子。就是这个道理。

催：有什么话要对我说吗？

潜：你也是有智慧的。你们类似。

催：对我现在做的这个催眠的工作，您有什么具体的想法吗？

潜：不是所有的人都适合催眠，也不能给所有的人去催眠。还是要看机缘。有些人你做了也帮不了他，对你也不好。通过这种催眠，让更多的人去反省，是很有意义的。

催：在结束之前您还有什么想说的吗？

潜：没有了。通过这一次体验，我觉得已经很好了。第一，他发现自己是有使命的；第二，证明他平时想的一些事情也是对的。

催：好的！再一次感谢您的到来，非常感谢！

催眠师说

这是故事不是我编的，也不是魏靳提前编好的，而是在催眠的过程中，随着画面的展现自动地连成了一个可以自圆其说的故事，而且这个故事正好可以解释魏靳今生的经历，回答了他人生感情的问题，特别是说明了他与叶青的情感纠葛。

我是你的学生，我喜欢你，你不理我。

我是你政敌的小妾，我喜欢你，你还是不理我。

今生，我是你的下属，我喜欢你，你还是不能给我名分，不能给我足够的钱，不能给我足够的爱。

一个女人在历尽千辛万苦之后，还不能如愿以偿的时候，你就不要怪她为了爱而采取那些疯狂的举动了。

要知道，所有的行动，不是爱的表达，就是爱的呼唤。任何一件事，如果你没有从中看到爱，那么，就还没有看到事情的真相。

换一种说法，叶青在魏靳这里修炼，魏靳也在叶青那里修炼，他是否能够明白、能够放下，也是他的课题。所以，他也需要反思，也需要成长，也需要感恩。

看到这一层，还能有什么恨呢？还有什么不能放下的吗？

走自己的路

引子

二宝百日之后，我摩拳擦掌、跃跃欲试，着急恢复我的催眠工作，我真的很喜欢那种在很长一段连续的时间内不被第三者打扰的空间里，与个案深入沟通、与潜意识真情交流的过程。在这个过程中，我体验到了人与人之间的最大的真诚，当两颗心轻轻碰触和共振的时候，整个世界都是温柔而明亮的。

但是，我深知我的体力和智商还没有完全恢复到之前的状态，也担心自己是否能百分百地去完成一场催眠。这时，我做出了一个决定，催眠随喜！这样我也不会有压力，又可以开始催眠啦！邢锦程就是我在催眠随喜那个阶段的个案。

一　与个案面对面

邢锦程坐了一晚上的火车来到北京找我做催眠。他说，他关注催眠已经很久了，可惜他囊中羞涩，一直没有勇气拿出一笔钱来做一次催眠，体验一个对他来说既无法预测过程又不包效果的东西。虽然看别人的案例都是上天入地、前世今生、精彩绝伦，潜意识的话也说语出惊人，但是一想到实实在在的人民币，他不知道，除了能够换来几个情景回溯的故事、几句智慧的解释，还能有什么？毕竟催眠过程那些能量的真实体验、烦恼忧虑的解脱、日后人生轨迹的转变，都是真正有过体验的人才能真实感觉到的。听得再多，也是隔着一层。总之，他还是下不了决心。

但是，他深深地知道，自己从小在单亲的家庭环境中长大，强势的母亲一直让他感觉到窒息，生活一直处在抑郁的状态。在绝望的谷底，他从来都没有停止过求生的挣扎。从高中开始，他吃过药、住过院，大学毕业之后，他多次去辟谷闭关，再后来学习实践自然疗法，感觉生活慢慢进入新的状态。他总觉得有一个硬硬的、无形的壳在包裹着他。他不知道哪里才是打破这个壳的突破点。就在这些的犹豫与挣扎中，他看到了我催眠随喜的公告。他觉得，这是一次很好的、与自己深刻对话的机会！说来就来，我们在北京相遇了！

邢锦程给我的印象很好，看起来像个快乐的大男孩。如果他不说自己的过往，很难想象他走过了一段既漫长又黑暗的人生道路。我感觉他处在一个灵性发展的平台期，过去的好像已经过去了，未来却不知道何去何从。特别是他现在的工作，要坚持做下去吗？怎么才能做好？毕竟在城市中心的高档写字楼里，租用的场地成本不容小觑。

这么多年来，邢锦程一直走在向内探求的路上，这一次来催眠，也希望梳理一下过往，看清未来的方向。对于工作、情感的追求，他似乎能够感受到有个方向在召唤，但是回到生活中，又不太确定是不是对的。他特别希望能在催眠中看清自己，看清自己的未来。

二　情景回溯

情景一：

黄昏，我穿着袜子站在幼儿园的教室里。我看阳光透过玻璃窗照进来，墙上挂满了各种装饰物。放学了，老师和小朋友都走了。我不想回家，感觉家里没有温暖，因为我知道我父母离婚了。我有种小小的失落，因为我也不知道要去哪里。

我更小的时候的一天晚上，我在床上玩玩具，我能感觉到父母在隔壁屋子里吵架。我有一种无力感，我什么都做不了。我没有什么话要说，因为说了他们也不会听的。我一个人玩了很久，无奈又无力。

我看到了一个下雪的冬天，地上有很厚的积雪，我爸带着我在打雪仗，爸爸很开心。妈妈站在一边看着。

我看见我自己右眼上有一个疤痕，是经过别人打架的地方，被别人扔过来的一个东西误伤了。我听到我妈在旁边心疼地抱怨，说我是个小傻子，人家打架还乐呵呵地跑过去，受伤了，还挺开心的。

情景二：

我看到在一片黑暗之中，有一个东西放着光在旋转，像烟花，也像花朵。那个光一直在旋转……现在我看到了一个椭圆形的白色的东西，像光又像是一个实体。周围是一个平面的东西。我看到这个平面就像是从高空俯视一座城市的感觉，有湖泊、有森林。这个白色平面感觉是有三个类似的平面，在宇宙的星空之中，在移动、移动，最后变出了一个地球的样子。周围是繁星一片，看星星的感觉，很远，看星空的感觉像背景一样。同时，地球越来越具体，越来越近了。感觉受到地球引力的吸引了，我一直在加速，冲向了地球。

我来到了海里，感觉到周围的海水蓝蓝的、凉凉的。后来我来到了沙滩上，后面是丛林。我的身体上有胳膊，但是胳膊没有骨头，像丝绸一样可以甩起来，软软的、细细的。我的脑袋圆圆的，头很大，身体是一个倒置的水滴的样子，我没有腿。真奇怪。

情景三：

我在黑暗中推开一扇门，来到了一个地方。这里不是地球，这里是天堂，很梦幻的感觉。这里的建筑都是在云彩上，很白，很纯洁。周围有一朵朵云彩飘过，云彩上还站着人。云彩就是他们的交通工具。我站在推门进来的一处平台上，在眺望着这一切。我的身体已经跟之前的不一样了，很奇怪，感觉像是用云彩做的，但我有胳膊有腿。云朵上站的那些人跟我差不多，但我不认识他们。我在这里看着这一切，很愉悦、很开阔、很放松。周围蓝天和白云交相辉映，云彩上的人在赶路，而我在看着他们。我是无意之中来到了这里，但是待在这里，让我感觉很舒服、很自由，想做什么都可以。

这些白色的建筑是一户一户的人家，我看到了一些人的轮廓，他们在这里生活。他们的这种生活状态让我感觉很熟悉，很亲切。他们在很踏实地生活，给我一种朴实、和谐的感觉。

我看到一个云彩做的楼梯。我顺着楼梯向下走，来到另一个世界。水面像镜子一样。水的周围是白色的云朵。这个湖就在云彩上。湖面上有一条小船，小船在湖边停靠，船上有一个带着草帽的船夫。我想上去！我上去之后，船启动了，湖面开始散发着白光了。……船进入一个山洞，山洞里透出七彩的光。那边可以上岸，岸上有一处平台，平台上放着一个紫色水晶，远处有珊瑚一样的七彩柱体。上岸之后，这个空间也很大。在七彩光之中，我发现整个空间都是白色的。我觉得在这里待着很不错。空间的地面很柔软，躺下来很舒服。我不想出去了，想在这里待着，踏实。从这里仰望星空，感觉有点孤独，好想找到一个可以相互理解、真正可以走进内心的伙伴。……好了，可以离开了。

情景四：

我在森林里，阳光透过树叶洒向大地，周围有五颜六色的鸟。这里感觉很温暖、很舒服。地面上有很多古老的大树的树根。我是一个年轻的男人，长着一头金色的头发，光着大脚，穿一身白色的衣服，手里拿一把短剑。我在探险的路上，没有经历什么大的危险。饿了树上有果子，困了靠在树边就可以睡一觉。

我回到泛着金光的宫殿里，我站在寝宫的阳台上，看着远处的风景，有瀑布、有飞鸟、有森林。我看着我的女人抱着一个刚出生的孩子走过来，是个男孩，我看着他们感觉很幸福。我感觉到我是一个王子，周围都是侍卫和宫女。

在一个加冕仪式上，父亲正在给我加冕，让我当国王。整个仪式很庄严。父亲一直在笑，对我很有信心。但是我的内心还没有准备好当国王。我不想去当什么国王，我拒绝了去做一个国王。我重新做回了王子。

后来，我被行刺了，是我不认识的一个年轻人用剑刺伤了我。我是在城堡里被突然袭击的，我看清了他的脸很瘦。虽然胸口被包扎了起来，但是我还是觉得自己快要死了。我的妻子握着我的手，很悲伤地看着我，一切都要结束了。

死亡已经来临，我从我的身体中飘离了出来。回顾这一生，我作为王子，体验到了一种无奈和不自由。我不想做国王，周围的人却都认为我应该做国王。

从这一生我学习到了：应该去坚持自己的想法，坚持活出自己。

三　与潜意识对话

催：您为什么给邢锦程看他当王子这一生的信息？

潜：是想告诉他，无论生活给你制造了多少的困境与挫折，都不要忘记，要顺应自己的内心。

催：那一生的情景回溯中出现的人，有没有在他这一生中又出现？

潜：没有。

催：这个王子为什么会被刺伤？

潜：是有人想抢夺他拥有的一切。

催：王子死于刺杀，这样的安排，您是想告诉他什么？

潜：告诉他每件事情做出选择之后，都要为此付出相应的代价。

催：这对他的现实生活有什么影响？

潜：告诉他要坚定自己的选择。他选择实践自然疗法，即使他所在的城市还没有多少人能了解他，他还是要坚持。

催：您给他看他在幼儿园的情景是想告诉他什么？

潜：是想告诉他，在他的心里，对于父母离婚这件事，其实他并没有完全地释怀，他总以为自己这对件事已经接受了。

催：那您对这件事有什么想告诉他的吗？

潜：自然出现这些场景，让他看到，让他意识到这个问题，就是对他的一种更新的方向上的引领。他自然会有新的感悟。原来他对这个问题没有太在意。再让他看到，他就会意识到。

催：看到他小时候在玩，父母在吵架也是同样的道理？

潜：让他看到自己的内心还是很在意的，还有不够柔软的地方，看到就会释放，就是一种新的方向。

催：看到一家人在雪地里玩的场景是想告诉他什么？

潜：这个场景对他来说是很珍贵的场景，是一个温馨的家的感觉。他内心渴望温暖祥和的家的感觉。让他知道他也曾有过幸福的家的感觉。

催：让他看到他受伤，妈妈抱怨的场景是想告诉他什么？

潜：妈妈其实很爱他。

催：但是现实生活中，妈妈每次说话，都会让他紧张，很有压力，为什么？

潜：因为他总是觉得妈妈不够理解他，不关心他心里的真实感受。让他看到这个场景就是想告诉他，在妈妈急躁的背后，有一颗爱他的心。

催：他看到在黑暗中，有一些旋转的亮光，这是什么？

潜：这就是他的内心，在黑暗中，一直有一些东西在发着光。有一丝希望在旋转指引着他，即使是在他内心最黑暗的时候。

催：他看到椭圆的平面这部分内容是想告诉他什么？

潜：那是他出生之前灵魂待的地方，他原来就不属于地球。他是从后面那些白色的云彩的地方来的，来地球体验，体验到他自己。让他更相信自己、坚定自己，感受到自己的力量。

催：为什么要让他看到这些？

潜：就是想展示出来，让他看到，他之前是个什么样子。他很好奇，好奇心非常强，就是满足一下他的好奇心。

催：那个云朵梦幻一样的地方是哪里？

潜：那是他原来待过的地方，是另一个世界，跟地球不在同一个次元。

催：为什么要让他看到他以前待的地方，是因为那里祥和、舒服？

潜：展示这些是想让他知道，在那个舒服的地方，他依然会感觉到孤独。他一直在渴望要别人理解，希望有人能够与他心灵相通。

催：为什么要带他去散发七色光的山洞？

潜：他的内心一直渴望非常柔软的、温暖的特质的东西。云、水这些东西可以滋养他。他以后每次想到白色的、柔软的东西，都会感觉很舒服。

催：船上的那个船夫代表什么？

潜：命运之手，引领者。

催：现实中有这样一个人吗？

潜：他自己的内心。他跟随自己的内心就够了。

催：邢锦程会和他的女朋友结婚吗？他感觉他们现在的关系有些变化。

潜：目前他们不适合结婚。未来如何，要看他们两个人的选择和发展。

催：您知道他有什么天赋吗？他想了解自己。

潜：他崇尚自由，他很博爱。他会对身边的人一视同仁。

催：如何把他的特质在生活中展示出来？

潜：他需要的是坚持自己。即使是面对权力富贵的诱惑，也要坚持自己的内心。

催：他今生的使命是什么？

潜：他活出自己原来的样子。

催：请给他给他一些建议让他做得更好。

潜：不要太过着急。他对自己的某些感觉和某些体验，特别想找到答案，就会陷入某种纯理性的范畴中。有时候，时间和体验的积累，会慢慢地把答案呈现出来。要学会看到自己对自己不认可的部分。因为太过着急，就是对自己当下状态的一种否定，认为自己不够好。其实他一直很完美，即便是当下他看到了一些不完美，但他依然是一个完美的整体。

催：您说的这些，太好了，他能明白吗？

潜：他会慢慢明白吧！

催：他说他经常会不自觉地向四周的人求认同，为什么？

潜：他从小跟母亲的链接会比跟父亲的链接要深得多，（催眠结束之后，与个案沟通，他自己觉得父亲让他更舒服，他更喜欢父亲，这一点让他没想到。）他母亲从小对他的不认可，会不自觉地影响到他。可能没有什么具体的事情发生，但是那种感觉会不时地出现，来干扰他。

催：安排这样的一位母亲在个案生命中，是想让他学习到什么？

潜：先让他体验到恨，再从恨中体验到宽恕和原谅，最终原谅自己。

催：他现在已经宽恕和原谅他的母亲了吗？

潜：他大部分的时间做得不错了，但是还没有那么柔软地去包容他的母亲。所以，今天给他展示了很多云和水，是想让他感受什么才是柔软。

催：他今天在催眠中体现到柔软的感觉，之后他会感觉到自己的变化。

潜：这种感觉会在生活中慢慢发酵。种下一颗种子，让他在生活中慢慢去寻找这种感觉。

催：怪不得我在催眠一开始的时候，觉得自己的声音不自觉地也变得柔软、缓慢了，跟平时的感觉完全不同。

潜：这是他的内心需要的。他无法完全包容自己的母亲，也是自己内在对自己还不够包容，对一切还不够包容，还不够柔软。

催：他觉得自己需要增加自信。

潜：他已经做得很好了，不用刻意去强调自己的不自信。他已经走在自己的道路上了。

催：他身体的右半部分经常有些紧，为什么？

潜：这跟他母亲有一些关系。等到他能够完全地包容自己的时候就不会有这种感觉了；等到他完全地包容他的母亲的时候就不会有这种感觉了。

催：对他的工作，您有什么想说的？

潜：我已经告诉他了。

催：您是通过什么告诉他的？

潜：让他去体验啊，体验他的不安与恐惧，体验他的不自信。在这些让他不舒服、不安的感受中，让他拉回他的注意力，让他回到自己的内心。

外在的呈现都是内心状态的投射，如果他的内心是笃定的、相信的，外在是没有问题的。

催：您觉得今天的催眠给他的体验，满足他的预期吗？

潜：我觉得已经可以了，他现阶段该知道的都会告诉他。但对他的"小我"和头脑来说，可能感觉不那么过瘾。

催：今天的催眠对我来说，有什么意义？

潜：在一个时空点上，你们有一个小小的缘分。这对你来说是一种经验的积累，你看到了另外一个鲜活生命的人生轨迹、一个灵魂的体验，你是个案人生道路上的很好的助力。也让你更深地体验自己内在爱的感觉和内在的力量。

催：这次催眠对他来说，有什么意义？

潜：他可以厘清他生活烦恼的背后的原因，更加明白自己的内在是丰盛和完美的。

催：邢锦程的问题已经问完了，可以问一下其他的问题吗？

潜：可以。

催：为什么很多人都有这种向外求认同、不自信的问题？

潜：这跟你们的集体意识有关。跟从小所在的家庭环境有关。最主要的就是跟父母的状态有关系。因为我们从小到大都受父母心态的影响。——如果我们没有自己的觉察力和对自我向内的探索，基本上，我们就是直接继承了父母的模式。

催：对于已经存在这些问题的人来说，怎么样才能破除这些模式？

潜：对于中国人来说，很多都是压抑的。不愿意真正去顺从和面对自己的内心。要是建议的话，我想我会建议这些人活得更加任性一些，去按照自己的想法去做事情。但是一定要让自己的心是开心和舒服的。这些人需要这样的尝试，有一些打破原来的行为模式、甚至是被他环境周围的人视为离经叛道的行为。

催：去按自己的想法任性地做一次，发现世界还是可以包容他们，接受他们的行为的时候，他们才发现，原来自己也可以这样做？

潜：是的，他们就会放下自己原来的一些标准。不管怎么活，重要的是把自己活出来。标准本身是没有意义的。如果总是按照一个标准去活，你就会活成别人标准下的你的样子。生命就没有了张力。

催：如何做好催眠，您对催眠师有什么话要说？

潜：先做好自己，先活明白自己，让自己清静下来，外在的一切都是内心的呈现。催眠的最终目的，是启迪一颗心的觉醒，一颗心的领悟，如果我们自己的心都是一片混浊和朦胧，怎么能有能力去点燃另外一颗心呢？

催：您对我有什么建议？

潜：她总体上来说，是走在自己的节奏上，可以让自己的心再开阔一些。她还有一点点的犹豫和不够自信。（意外，竟然用了"她"。好像我们在谈论另外的什么人。）

催：我最近准备重新租一个工作室，但考虑到北京的房租，还是很有压力的。对于这件事，您有什么建议？

潜：要让你的心保持在兴奋和轻松的位置上，这样做事情才会有无限的创造力。这是一个判断的依据。放下恐惧。当你处在兴奋和轻松的状态时，你是没有恐惧的，你吸引而来的，都是与兴奋和轻松有关的一切。最根本的还是你的心。

催：好的，感谢您的指引，最后您对邢锦程还有什么话要说？

潜：他很棒，他一定要按照自己的节奏走自己的路，坚定自己。

催：谢谢，谢谢潜意识今天的帮助。

催眠师说

王子的这个情景回溯最后被刺身亡这个结局，完全超出了我的预期。在之后的很长一段时间里，我都感到迷惑。在我看来，如果一个人顺从了自己的内心，抛弃了世俗眼中功名权势至极的皇位，淡然地以自己喜欢的方式生活下去，上天一定会赐予他更重要、更美好的东西。即使人生中没有出现一段忠贞的爱情、一份"以艺近道"的兴趣，或者一种天下归心的名望，那么，他的人生也一定是颐养天年、无疾而终。我真的无法接受这样一个被他的敌手不明不白、暗中刺杀的结局。

我总是在想，潜意识上演这么一个故事，这样一个意外的结局，是否还会鼓励个案，以及千千万万个正在犹豫是否顺从自己内心的人勇敢地走下去？我甚至一度怀疑，是否我的引导还不到位，这一生的故事展现得并不完整，这只是一部分的经历。

过了很长一段时间，我好像忽然想通了潜意识的深意：你轻易放弃掉世人飞蛾扑火也要得到的炙手可热的权势，有可能还会得到一个世人躲之不及的惨绝人寰的归宿，你是否还敢在这个过程中顺从自己的内心？！

当你知道了这样一个不如意的结果，你是否会怀疑自己的人生选择？你是否为了避免这样一个你不想要的结果，而收回自己内心深处真实的想法？

选择就意味着承担。选择过程还是选择结局，是个问题。我们选择的是一个最舒服的人生当下，组成最美好的过程，而不是为了避免一种不想要的人生结局而被迫去选择一种看起来最佳的人生方案。这是本末倒置。

而且，说到底，我们无法避免未来可能的人生结局，只能在每一个当下，坚持自己，依心前行，活出自己原来的样子！

色即是空

引子

我是谁？真正的我是什么样子的？

我为什么是现在这个样子？我还可以成为什么样子？

我为什么想成为那个样子的自己？

从"这样"变成"那样"的第一步是什么？如何才能迈出第一步？

这些问题，你深入思考过吗？

一 与个案面对面

冬梅从外地来北京找我做催眠，说是要搞明白"真实的自己"是什么样的。面谈之后才知道，去年，她先生因为公司的经济问题被隔离审查，前途未卜。而她在锦衣玉食、歌舞升平之中如遇当头棒喝，一夜白发。家庭生活的重大变故，让她一下子从梦中惊醒。她没有哭天抢地，没有怨天尤人，而是开始冷静地考虑、积极地探索。

她现在需要做的是什么？先生的公司怎么处理？自己生活的依靠在哪里？如何才能更好地活着？为什么要经历这一切，这些生活的变故，是在告诉她什么？

问了太多，最终归结到了那个永恒的追问上：什么是真正的自己？

二 情景回溯

情景一：

我看到了石头，圆圆的，很白，不算太大，但能坐下来。我抱着它，（突然个案开始大哭起来，哭了好久继续说。）我想对它说话，我感觉它是热乎乎的。（哭，又开始哭。感觉全世界只有她一个人，只沉醉在她自己的世界里。）它不说话，它就是一直沉默着。

噢，石头变成了黑水晶一样的东西了，它不再是浅白色的了，它变得有棱角了，不光圆了，它发着亮光。我不能再抱着它了，它扎我的手。我只好站起来了，它又变成紫色的了，紫水晶，挺好看的。……变成黄色的，那种土黄色，发着光亮，更耀眼了，像太阳照着它一样。我可以蹲下来用手指触摸着它。它是坚硬的，扎得慌。我跟它说："你怎么可以这么扎人呢？你看看，别人都不敢碰你了，变来变去的，一点儿也不柔和。真是的，会有谁喜欢你呢？你挺好看的，你说你怎么这么尖、这么硬，浑身带刺干嘛呢？……土黄色的水晶已经变亮了，不再那么土黄。可是还那么扎人，要是变得柔和一点多好啊。你自己变吧，爱变不变，不跟你玩了，走了！"我踹了它一脚就走了。

走了，就这么走着，管你干嘛呢。玩儿呗，蹦跶，我就爱看天空，你看天空多美啊，多柔啊，多亮啊，多宽啊，多好啊！轻轻的，柔柔的，那么透亮，那么美啊！我喜欢大树，树干真粗。都说树根扎在地下，树根的长度跟树干一样高。看那大叶子多漂亮啊，一片一片的那么绿呀。风一吹，哗啦哗啦地响，真好。（个案完全陶醉在自己的世界里，欣赏着周围的一切。）大树真好啊，长得那么美。我抱着它就觉得踏实，它像我的老公一样，搂着他我觉得特别踏实！……

（忽然情绪急转，大哭起来。）老公啊，我想你！（大哭，一直释放情绪）……你长得那么粗壮，怎么能说倒就倒呢？经历过那么多风吹雨打，都那么直，多好啊！我也要像你一样，像这棵树一样，（继续哭）我就是这棵树了，我也要把根扎牢了、扎实了，我也要这么有力量，我不能倒下，我凭啥要倒下？我长得多好看呢，多美啊，多大的风都吹不倒我。（坚定起来。）不仅我不能倒下，谁来我的树下，我都要为他们遮风挡雨。谁愿意爬上来谁就爬上来，有多少来多少。

你看人家大地，那多包容。不像人似的，瞎折腾。大地说过什么话了？一句怨言都没有。我就要像那土地一样，来什么我都能接着。看我多好，我就是大树，多美呀！真是好，不用说那么多废话，我就待在这，我有什么力量也不用自己去显摆，人家自然就会被我吸引而来。多好啊！你看你（指的那块水晶），过来吧，过来吧。你看你挺好看的，越来越明亮了，颜色越来越漂亮了。但还是有棱角，太扎了。你怎么还那么扎呢？你在树底下待着吧，看看那土地，看看那大树，多好啊，看看人家！真的挺好的。

水晶在大树下挺舒服，挺踏实，很安全，很放松，明亮亮的黄色，多美啊。它平坦下来了，不再有棱角了。把大树周围的土地都染黄了，可好看了，多美啊，亮闪闪的。亮黄黄，金灿灿的。那种亮色，一直在扩展，扩展，整片土地都变成亮黄色的了。我觉得那棵大树也一直在长，树叶越来越多，很高很大了。真好啊，亮闪闪的，真好。天很蓝，地很黄，树很绿。明亮亮的，真灿烂啊！

有一个声音在我耳边说："都是你自己想出来的！"（个案的"小我"跳出来干扰，怀疑这一切。）"嗯，就是我自己想出来的，我想得高兴，你管得着吗？"我就是喜欢大树、蓝天、白云，明亮亮的、柔亮柔亮的颜色。这才是我，这整个的一切都是我！我不单单是那棵大树，蓝天白天土地，所有的天地都是我！就是这样的，没错，我就是这一切。对！我不是一个点，我就是一片，一个整体，嗯，感觉就是好！真是好！

噢，我知道了，这一切就是我，这一切就是存在。挺好的。我就是这一切，这一切就是我。不单单只是个肉身。这个世界真的很美，我对我自己很满意！我干嘛要这么挑剔我自己？我怎么这么喜欢虐待我自己呢？行了，我已经体验了受虐狂的日子了，翻篇吧，过一过新的生活吧！这才是我自己，整个的都是我自己。以前把自己局限在一个小点，老觉得自己那么弱，那是自己吗？根本就不是嘛！

对，没错的，天地就是我，我就是很有能量的，狂风暴雨都是我的力量。我就是要什么滋味都要尝一尝，什么样的经历我都要感受一下，就是这样！这样，我才是天地，挺好的！我现在的力量还只是局限在地球上，以后我不断扩展，其实整个宇宙我都想看一看。这个宇宙可了不得，宇宙太大了。……

　　我知道自己在说什么，别老犹豫，别老怀疑，你以前就是这样在干扰我，我认准了我就是这样。我就要相信自己，没有什么应该和不应该。我就是要相信自己，没别的。相信自己有那么难吗？就是要相信自己啊！（感觉个案的头脑里有两个声音在对抗。催眠师问：你可以问问那个声音，他是谁？他为什么这么多年一直跟着你，扰乱你？）

　　你老这么批判自己，老这么拉扯自己，你是谁啊，老让自己愧疚，老让自己难受，老让自己懊悔得了不得，你算老几啊？你谁啊？（怒了）……自己？哪个自己？我自己！他说他也是我自己。那我是谁呀？我是谁啊？——万有流过的空无！万有流过的空无，什么都是我。问题是我不相信自己！啊，是因为我不相信自己？没有什么相信不相信，我就是这一切，一切都是我。我就是这个肉体，我也是天地，我也是山河大川，我什么都是！……

　　身体怎么老是这么紧张呢？挺累的，干嘛这么紧张？我要让自己放松一下。我到水里去，到大海里去。我躺在水面上，跟着水走。我不知道，就是在水上躺着，什么也不想动。……我躺在沙滩上了，感觉好多了，但还是不够彻底地放松。

情景二：

我要走走看，去玩儿去。这树林有阳光照进来，挺好的，不晒，挺舒服，空气好。到处都是鸟叫，飞来飞去的，可漂亮了！地上还有小野花，小草，有一条小路，挺好的。前面是一片光亮，我不知道前面是什么。

我走着，跳着，唱着歌，挺高兴的，像个小孩子一样，戴着个红领巾，扎着两个小辫，（突然停了一下，开始哭起来。）——我爸妈在我前面等着我，他们俩笑着，张开怀抱，等着我。我是他们疼爱的孩子，他们很爱我。他们俩一左一右领着我往前走。好幸福啊！我跟他们说说笑笑，他们很慈爱，挺年轻，挺美丽，挺好的。……我长大了，还是跟他们一起走！他们还是一左一右地牵着我！我很幸福，我感觉我是小伙子了，我很有力量，而他们都老了，我跟他们在一起很温暖，挺好的，我怎么就成了小伙子了呢？我就是觉得自己挺有力量的！

情景三：

就这么走着，我来到一个湖边，我推着一个老人，这个人是我老公！……我决定以后要好好照顾他。他吃了很多苦，我要好好地照顾他！

我满头白发，挺好看的，是个很慈祥的老太太，心里很平静，我对自己越来越满意。我回顾自己这一生，我觉得我一定要对自己负责任，我这辈子没白活。我自己坐在长椅上，好像是湖边的长椅上，挺安静的。还觉得心里有点难过呢。（低低地哭了。）老头子已经走了，我挺想念他的。可是我觉得心里特别安定，我就是想给他送终，他走了，挺好的，这就是我想给他做的。

我觉得我老了，就坐在湖边，就这么死去，太幸福了，挺好的。

死亡来临之后，催眠师继续与个案对话，回顾自己的一生，寻找自己此生的课题和目的。个案说，她的目的就是了解自己，认识自己，肯定自己，接受自己。就是这样的。真实、真实、再真实。活在当下，觉知，觉知！"觉知"实在是太重要了。（催：她知道"觉知"是什么吗？）

个案说："她知道了。她会越用越熟练的，她会越来越好的。她会对自己越来越肯定，越来越满意。她做得已经很好了！活着的唯一目的就是觉知。没有别的。"（催眠师明显感觉到个案说话的状态和能量不一样了。谈到自己的时候，开始站在第三者的立场上开始评价了。）

三　与潜意识对话

催：既然您已经来了，我怎么称呼您呢？你是谁呢？

潜：（大笑）随你怎么称呼，怎么称呼都行！（这是典型的潜意识的态度——随你高兴怎么称呼，我都行，因为我是一切！我是空无。）

催：既然您已经来了，能不能向您请教一些问题？

潜：没问题。

催：今天的催眠，对冬梅来说有什么意义吗？

潜：对她来讲意义很大。她一直很向往催眠。多年以前她体验过催眠，但是当时的那个催眠师很不专业，当时她就有怀疑，但是她这人比较懦弱，没有跟对方捅破。（大笑）对她来讲，她需要经历这个过程，要学会肯定自己。

催：一开始您给她看了一块石头，圆圆的，那块石头代表着什么？

潜：那是她自己，就是她自己。她小时候是这样的，不开心，也没有那么多棱角，心是死的，硬的。

催：为什么那个石头后来变了各种颜色，又变了各种形状，那意味着什么呢？

潜：她小时候虽然不开心，但没那么多棱角，但是后来变化了，有棱角，是因为她对自己很不好。

催：那颜色的变化呢？

潜：对，因为她就是这样越来越柔亮的，她柔亮起来了，她对自己越来越满意了。

催：她后来又看到的大树、天空、土地，有什么意义？

潜：她看到的都是她自己。她应该相信，她就是一切。

催：那她现在还在怀疑吗？

潜：好一点了，好一些了。

催：她已经发现自己的力量像树一样粗壮，向大地那样宽广，像蓝天一样清澈，她就是所有的一切，是吗？

潜：对！她现在正在感受她身体的力量，越来越扎实，越来越结实，是这样的。（在催眠的过程中，一些信息是通过语言传达出来的，催眠师可以听到，可以与个案进行交流。但是，还有大量的信息是通过身体的感受传递出来的。很多时候，个案只是在其中体验，来不及描述出来，但是个案能够清清楚楚地"感受到"，这些对个案有很大的影响。）

催：她觉得身体一直非常紧张，不够放松，是这样的吗？

潜：没关系，这都是一个过程。刚才她已经在水里漂了一段时间，在沙滩上躺了一会儿，已经比原来放松、通透很多了。但她会反复，会犹豫。

但是没关系，她会怀疑自己，但她需要经历这个过程。

催：您可以让她不要再怀疑自己了吗？

潜：没事，让她先怀疑着，她会跳出来的，她需要这个过程，她明白的。

催：她一直想认识自己，接纳自己，您觉得她是一个怎样的人？

潜：她真的很好，是个好女人。……相信自己真的是个好女人。(能量爆棚，我感动地都要哭了。当时的能量状态，绝不是这几个字可以传递出来的。在催眠的时候，经常会有这样的时刻，平平淡淡的几个字，却给人带来无限的疗愈能量。真正疗愈到我们的，不是这些话，而是背后的能量状态。如同爱一个人，不是多说几句"我爱你"就可以了，如果不是带着爱去说、去做，别人根本感受不到你的爱，相反，更添了几分虚伪。这就是为什么同样一句话，不同的人说出来，就会有完全不同的感受，是背后的那个能量状态不一样。)

催：如果她还是不太相信自己，认为自己不够好怎么办呢？

潜：(笑)她都知道。

催：非常好！她在树林里面看到的那条山路，她是一个小姑娘，唱着歌，那个就是小时候的她吗？

潜：对，她小时候缺少疼爱，缺少关注。

催：所以，您让她看到她的父母领着她？

潜：是的。

催：后来她又在湖边推着她的老公，这个怎么解释？

潜：她很善良，她确确实实认为她的老头是很好的人，她跟她老头这辈子确确实实就是这样共同担当。

催：哦，那她看到她的老公比她先离开这个人世，这是您的安排吗？

潜：这是她自己认为的。她希望这样。她觉得老头为她付出了很多。她看到这样的场景，她以后会真的在生活中珍惜她的老头，对他好。她已经不是过去的冬梅了。

催：她已经开始一个全新的蜕变？

潜：是这样的。

催：真高兴，听到您这么肯定的回答。她妈妈去世已经一年半了，她一直对她妈妈的离开无法释怀，为什么？

潜：主要是她对自己不满意。她其实在难受她自己。妈妈的离开确实对她有一些影响，但最主要的是她认为没有人再对自己好了，没有人再爱自己了，所以她很难过。归根结底还是因为她对自己不够好。

催：那从今天她知道这个问题的答案之后，再想起自己的妈妈，她不会那么难过了吧？

潜：会好些了，但会有反复，但是没关系，她都知道原因了。

催：她觉得妈妈离开之后，父亲一定很难过，却又无法安慰父亲。

潜：（笑）这个冬梅啊，其实她什么都明白，她知道她爸爸是个很明白的一个人，她爸爸挺通透的，她爸爸也不需要她的安慰，知道吧！

催：她爸爸不会介意女儿不去看他？

潜：不会介意的。不会介意。她想多了。（笑）她就喜欢现在纠结的样子，这是她的一个成长过程，随她去吧！

催：她有一个外甥突然离开这个世界，她姐姐非常伤心，但是她不想去安慰她，这是为什么？

潜：没什么可解释的，个人命运，个人承担。她姐姐还是没有活明白。

她姐姐就是要这么体验才可能明白。（大笑）冬梅不想去看她，不想去安慰她，因为她知道这是她该经历的。如果经历了还不明白，那就活该自己受了。不用管她，随她去吧。

催：对于她先生的现状，您有什么要说的吗？

潜：这个（笑），她真的什么都明白，她不会在乎的。她觉得现在挺好的。

催：她经历了跟多位亲人的生死离别，对她有什么影响？

潜：这些生死离别，对她都有影响，但不过没关系，她会走出来的，她都明白其中的意义，只不过需要一个证人，需要通过催眠肯定一下自己。

催：那好，我愿意做这个证人，见证她明白她经历的这一切的意义。

催：她说她身体比较凉，手脚都凉，气血不通，您能帮她疗愈一下吗？

潜：她已经在疗愈了。她自己平时会帮助自己疗愈的，跺脚、站桩、拍打，她已经开始在行动了。

催：那您看见她慢慢地开始学着爱自己的身体，您什么感觉呢？

潜：挺好的，（笑）就是有点晚。但是没关系，她就得这样，得经历这些挫折，她需要经历这些。她这辈子其实过得挺幸福的。

催：但有件事情的原因她说她不知道，她为什么长大了还一直尿床，为什么呢？

潜：她已经不需要找原因了。这是她生命的体验。她的收获她已经知道了，她只不过就是不承认，不敢承认，这就是冬梅啊！告诉她，相信自己，没有别的！

催：同样让她很自卑的是她运动能力特别差。

潜：没错，相信自己，没有什么，自己就是这样的人啊。这两件事对她的影响很大，但是没有关系，受多少苦（笑）就会享多少福。

催：那她的未来很有福气，很幸运啦？

潜：没有什么未不未来的，现在就是她的未来，她挺好的，她会像你一样灿烂的。

催：非常感谢您的肯定，我也还需要进步和提高，也需要您的帮忙！

潜：哎呀，你怎么也这么多要求呢？有这个想法你就和冬梅一样了！太没必要了！你已经很好了，冬梅就是一直卡在了这一点上面。

（几年之后的今天，再整理这段录音的时候，我才明白潜意识说的是什么。我们总是觉得现在不够好，我们不安于现状，对现状不满意，都把目光放在不同于现在的更圆满的"未来"上，而没有更多地专注在当下，安然于现在。如同上面说的那句话"没有什么未不未来的，现在就是她的未来"。没有一个未来，不是在"现在"悄然发生的。好的现在，才能成就好的未来。老话说："吃得苦中苦，方为人上人。"但并不是说所有现在吃苦的人，都会飞黄腾达、功成名就。只有那些能在艰难困苦之中怡然自乐的人，才能有机会走得更高更远。当然，如果人生走不到高远开阔之处，却依然能够在艰难困苦之中怡然自乐的人，也可以算是人生别有洞天吧。）

催：刚才在面谈的时候谈到对死亡的理解，她说，没啥呀，死就死。我觉得那一刻您已经在通过她说话了，是吗？

潜：是这样的。但也是她自己的回答，她知道，她什么都懂。（大笑起来）

催：那她为什么会在我面前表现出纠结、混乱、无所适从的样子，说到什么事总是那句话："我也不知道为什么"。

潜：确实她经常是乱的，但是她知道她自己。她以后也会有反复，但她都知道，（赞叹的口气）她是一个很有智慧的人。

催：她只是需要我作为一个见证人，见证她知道真实的自己。每个人都需要这样吗？

潜：不是，每个人走的路不一样，用的方法不同，来找你的都是需要你的。

催：我只是需要等着别人通过各种渠道找到我就可以了？

潜：是这样的。没错，他们来找你的，收获和变化都会特别大，你等着就行。他们来了，平静地看着他们就可以了。（潜意识真是什么都知道啊，"平静地看着他们"这可是我做了好多年才慢慢感悟到的。）

催：我看见她的肩膀一直在抖，您在帮她舒通、调整吗？

潜：她最近的担子实在是太重了。

催：是的，她有很多具体的问题不知道怎么处理，公司的、个人的、茶馆的事，怎么办呢？

潜：她知道怎么做，她现在有力量有担当了。她很明白，她做得很好。她不需要我一个一个地告诉她，她什么都知道。你也不用再跟她解释什么。

催：那好吧，那我就问一下，如果她在以后的生活中出现新的问题，她怎么样才能找到答案？

潜：（笑）她不用找，事儿都会过去的，她会知道答案的。

催：冬梅说还想去上一些课，您觉得她有必要去学习一些新的方法吗？

潜：随她高兴呗！

催：她还需要去闭关吗？

潜：她需要！她现在没空去，但会有的，很快她会找到机会的。（声音忽然很严厉地说）告诉冬梅，她的头脑就是她的内心，别再纠结了！她做得很棒了。如她所说，最近这段时间，她成长得很快，她会越做越好，她对自己确确实实会越来越满意的，只要相信自己！

催：她为什么特别害怕高的地方？

潜：她小时候从炕上摔下来过。摔过一次，那次经历对她的影响一直很大。她一直觉得高处是不安全的。她就是在怀疑，她就是在体验恐惧，没别的。她现在正在感受身体力量的膨胀与收缩，相信自己时，身体会膨胀，一怀疑，就收缩了。她需要这样的反复，在反复中找到真正的自己，她需要体验、去经历。

催：问一个关于钱的问题，冬梅觉得自己很喜欢钱，心疼钱，我想很多人都有这样的感觉。

潜：其实她不爱财。她把这个钱当成她自己了，她想通过爱钱来爱自己，其实她最爱的是她自己，她最爱的就是真正的自己，她就是想认识她自己。她自己不敢肯定，她还是在怀疑，她需要这个反复，但是没有关系。

催：我能够感受到您的语气很坚决！

潜：是的，一定要告诉她，就是让她相信自己，她老觉得自己没有接受自己，就是因为她不相信自己。

催：她怕自己没钱，一想到公司的债务，觉得压力很大，怎么办？

潜：这也没事的，她不缺钱。她赚钱的本事不需要培养，她的本事不是用在这上面。（笑）她现在最需要的就是肯定自己。

催：很多人都在为钱担忧，都没有必要吗？

潜：钱啊，你们都多虑了。其实对自己肯定了，就都不用愁了。

催：经过这次您的指点，冬梅会有一个明显的转变吗？

潜：是的，但还会有些反复，因为她一直都在怀疑。怀疑也是她必须去经历的。你不用管她是否变与不变，跟你一点关系都没有。

催：那我就轻松了，没压力了！

潜：你太多虑了，你怎么能跟她一样呢。她变与不变都不关你的事。（能遇到这么善解人意的潜意识，也真是有意思。很多时候潜意识也会叮嘱催眠师，后期多跟个案保持沟通，感觉是不仅要扶上马，还要再送一程的节奏。）

催：你一直在说她还在怀疑，还可能会有反复和纠结，那您可不可以时刻陪伴着她，在她纠结的时候给她提醒？

潜：她不需要。

催：您对她很放心啊！我也想让您给我一些支持，是不是您也觉得我不需要呢？

潜：相信自己，一定会做到最好，你现在就已经很好了。（我忽然觉得有巨大的能量流经我，让我无限地平静。）

催：很多人都想拥有与冬梅一样的体验，能够感受到我就是一切，我就是万物，天人合一，万物一体。有什么好的建议，能够有这种觉知吗？

潜：没有什么建议，活着，每一次的人生就是不停地练习，不停地经历，活着的目的就是不断地认识自己。

催：谢谢您的到来，现在我有一种没有什么问题可以问了、没有什么事情需要担心了、没有什么选择需要继续纠结的感觉。我不知道要怎么感谢您！

潜：哪来什么感谢，我不需要。把这些话分享给大家，告诉他们要相信自己。找到你的每一个人，都叫他们肯定自己。没有来的人，也要通过你的分享，告诉他们，一定要相信自己。冬梅不善于表达自己，她可能不会跟很多人分享，你要分享出来。

催：好的，还有什么话对我说吗？

潜：你做得很好了，你是美丽的天使。你的使命就是在帮忙别人认识自己、相信自己的过程中，不断地认识你自己、相信你自己。（前前后后，反反复复，好多个案的潜意识向我传达了我的使命。意思都差不多，只是遣词造句的不同。让我无法怀疑在一个更大的层面上，我们所有的人都是相通的，都是连接的，都是在一起的。）

催：谢谢指引，感恩感恩。在结束今天的催眠之前，你还有什么话要对冬梅说吗？

潜：冬梅啊，你真的是个好女人，一定要相信自己。你现在经历的这些难事，都是对你来说非常有必要的。其实你很聪明，是很有智慧的。你知道利用这个时间让自己成长，你的方向没有选错，就是这样走下去。但是一定一定要相信自己。你会对自己越来越满意的。这就是我要对你说的，冬梅，你听到了吗？

催：好的，我们今天就到这里吧。

催眠师说

这一次催眠有三层意思，一是"相信自己""肯定自己"。让个案感受到一切都是自己，自己拥有无限的力量。二是她自己一直在怀疑、纠结，允许她再怀疑纠结一段时间，这是她的必经之路，这是她体验的一部分。三是一切都是最好的安排，一切的体验都是有意义的。

　　冬梅在被突然抛出既定生活轨道的慌乱中开始安静下来。催眠之后，她平静地说出：先生暂时离开她一段时间也挺好的。因为自己这么多年一直活在相夫教子的节奏里，孩子已经长大，先生不在身边，不用操心他的吃穿住行之后，生活的时间和节奏完全可以由自己来掌握了，她终于可以松一口气，做自己喜欢的事了。她有一种大梦初醒的感觉。如果不是这场意外，生活可能还会在原来的轨道上继续无知地滑行着……

放下功名，快乐起来

引子

　　有谁会在生活拮据、没有其他收入的情况下，花两个月的工资做一次催眠，来寻找自己的人生方向呢？我遇见过一个人，那就是国强。我对国强的印象很深，不仅因为他是我的老乡，更因为他有要改变自己的魄力。

一　与个案面对面

我回老家过春节期间，国强约我做催眠。见面一聊才发现，他是我们县一中毕业的，与我毕业的七中只隔着一个体育场。我们一下子变得熟识起来，他也放松了不少。

国强从小学到高中，学习成绩一路都很好。他是从其他片区选拔的优等生保送进入我们县一中的，那可是非常难得的机会，至少，当年的我没有得到这样的机会。他说他高考发挥得不好，一不小心，被调剂志愿录取了，去了一个这辈子都没想过的一个极其冷门的化工专业，迷茫而痛苦的大学生活就这样开始了。

说到迷茫是因为上了大学不知道要做什么。好好读书，好好上课？但是自己真的不喜欢这个专业，想到自己将来要一辈子干这一行的工作，他真的感到人生无望。那么，不学习，又能做什么？我非常理解当时国强的感受。一个从小除了考试别无所长的人，忽然到了一个大家都不再比学习、看成绩的丰富多彩的大学时代，感觉自己身无长物、一无是处，没有任何一个闪光点可以让自己有存在感和价值感。人生就处在这样一个两难的选择之中，读书痛，不读书亦痛。而且，这份痛苦不仅关乎自己，还跟宿舍的舍友有关。

在国强的眼里，他的舍友都是不学习的坏学生，白天逃课睡觉，晚上熬夜打游戏，一个个都不知学习为何物。国强觉得，他们这样混日子，既对不起老师，也对不起家长，更对不起自己的青春年华。他要"拯救"他们！国强积极地叫他们起床，通知他们上课，阻止他们熬夜，帮他们占座，给他们抄作业，换来的却是舍友们的嘲笑和奚落。国强想用自己的一身正气给他们立一个好榜样，却招来了舍友们的阻拦和恶搞。他要去上晚自习，舍友把他的书包藏起来；他要早睡觉，舍友占着他的床铺打牌。……这些细节，给国强带来了无尽的烦恼和愤怒。他不止一次地幻想，如果他遇到的舍友不是这样，他的大学会过得完全不一样。舍友们总是说："别读书啦，读书没有用！"他不相信，读书怎么会没有用呢？但是他也犹豫，读这些书到底有什么用？

带着对舍友们的愤怒和不理解，他终于熬过了大学四年。父母要求他回家乡工作，他也放不下父母，就回来了。他是家里的独生子，从小就知道父母的不容易，哪个庄稼地里的父母不是扒了几层皮才供出一个大学生的。他知道感恩，却又不知道如何感恩。家里的气氛永远是紧张而沉闷的，父亲永远都是沉默，除了喝酒之后莫名其妙、暴躁如雷的骂娘；母亲一说话就是陈芝麻烂谷子、八百年苦难家史的哭诉。他隐隐地觉得这个家庭是有问题的，从爷爷那一代就是有问题的。

对于爷爷的离开，一家人讳莫如深。他很大之后才从亲戚那边旁敲侧击地打听出一些信息。听说当年姑姑横了心要嫁给自己喜欢的人，一家人却铁了心地不同意。姑姑要私奔，爷爷要离家出走，最终姑姑没有私奔，爷爷却在一天永远没有回来。奶奶不久就因为思念过度而病逝，姑姑过了很多年才出嫁。他从小到大，家里人从不提爷爷的事，不知生不知死，不寻找，也不立碑。爷爷走的那年他才刚出生，妈妈因为生子期间遭遇家庭的这个变故，一直都神经质地担心他出门在外也会不再归来。爷爷的出走，给他一家三代造成了无法言说的痛苦。20多年过去了，谁都不知道发生了什么。他是这个家族唯一的男孩，他不想让这个家庭在扭曲的路上越走越远，他要改变整个家族的命运！

回到家乡，父母先是托了亲戚按他的专业找了一份化工厂的工作，乡镇企业的陈旧和凋敝怎么可以让他安下心来？很快，他辞了这份工作，到市里的图书馆找了一份自己喜欢的工作，收入很低。他一直觉得自己很委屈，郁郁不得志，抱负不得展。理想很丰满，现实很骨感。如何将自己的理想实现，如何安排自己的生活，安慰年迈的父母，一切的一切都是未知的。

在整个面谈的过程中，我也能感觉到，有种巨大的能量和高昂的斗志一直困在他的身体里，找不到出口，也找不到方向。我们之间的有些对话，至今都让我印象深刻。

我问：你最自豪和骄傲的一件事情是什么？

他说：高二的时候，我在班里大声地朗诵食指的《相信未来》。别的班的同学和老师都站在窗外听。那一刻，我觉得自己很有力量。（我看到一颗诗人之心。）

我问：什么事情让你感到伤心？

他说：现在的农村没有我小时候美了。河里的水都臭了，没有鱼了。我想在有生之年再看到美丽的农村。（我看到了一颗赤子之心。）

我问：你觉得你最大的优势是什么？

他说：我有理想，有行动力。

我问：你为什么决定来做催眠？

他向前探了一下，挺了挺身子说："我要改变现在的自己！"他的声音不大，却很坚定。那一刻，我知道，他已经准备好了，结束压抑、扭曲的过去，开启自己梦想的未来。

二　情景回溯

情景一：

我感觉自己在皇宫里，天蒙蒙亮，我穿戴好了官服，准备上朝。时辰到了，我进到大殿里，见到了皇帝，处理了一些常规的事情，大家都没有什么其他的事，就退朝了。我走出皇宫，坐上了四人抬的轿子回家去。我的家稍微有些远，先是沿着红色的高高的城墙走了一段路，周围有树，还有一条河。然后又进了胡同，走到了一个叫"荣王府"的地方，这里就是我的家了。

还没有进门，就听到门前有人喊冤告状，说是有人强占了他的田产。我让人把他先带下去盘问。我进门先坐下来喝了几口茶，定了定神，让人把刚才的被告叫来问话。那个人来了，戴着一顶小圆帽，右嘴角有颗黑痣，说话油滑，语调尖酸，并不承认是他强占别人的田产。最后，动了刑，打了几板子，他就招了，说他是故意欺诈老农夫的。我让他赔20两银子给那个老农夫，不然就把他关起来。他很不情愿地拿出了银子。我把那个农夫叫来，给了他银子，让他回去好好种地养家。农夫磕了头，千恩万谢地走了。我看着院子里的鹦鹉，继续喝茶。

我生命中的最后一天，躺在床上，咳了好多血。我才50多岁，最近几个月来经常咳血，咳得满口都是血。我感觉朝中太乱，国运日下，有不可挽救之颓势。我在朝上的多次进言都没有落实下去，与同僚们也因为意见相左而彼此不合。更让我心痛的是，家里的儿子也不争气。我咳血咳得已经上气不接下气了，儿子在一边却说："你这个老头子，装病！"我越想越生气，一口气上不来，就咽了气。

情景二：

我是一位清明有为的地方官，把自己管辖的范围内治理得井井有条。一天之内，我妥善处理了两起官司：一起是强奸案，一起是财产争夺案。经过我的调查、取证、分析，并结合当地民风民俗，两起案子处理得让当事人及周围的百姓心服口服。

每当处理完公务，我都会骑着马到后山上的一个寺庙里，找和尚聊天。我感觉在那里，很放松，很舒服。

……我死了，那一瞬间的感觉很奇妙，就在我不再抗拒、并且愿意"放下"的那一刻，我真正的灵魂的旅程开始了。我最先体会到的是一种完全祥和与宁静的感觉，各种世俗的责任没有了，也不必再陷于日常的公务琐事之中，不需要赶什么期限，不需要完成什么重任，不需要符合谁的什么期望，不需要给自己设定什么界限，也不需要再面对未知的恐惧，这一切的一切，都一个一个地融化了。这是多么彻底地舒畅，这是多么完全地释放！

当这些事情发生的时候，一种更轻的感觉逐渐笼罩着我，我感觉自己在飘浮着，自己是那么的轻。随着自己的飘浮，那些世俗的东西继续消融。在沿途我感觉会遇到了一些"其他的人"，他们也是刚刚结束在地球上的一生。我好像可以跟他们说话，我们之间的沟通不再需要什么语言，而是一种意念的传递。只要我想，他们就可以知道。

情景三：

时间回到国强小时候，回到爷爷离家出走的那一天。我看到爷爷背着被窝卷儿离开家之后，一直走在路上，与一辆路过的绿色的带车斗的小车打招呼，希望能够顺路捎一程，但是那辆车没有停。车从他身边急驶而过，一路尘土飞扬。爷爷一直走，一直走进了城镇。天色有些晚了，路上的车越来越多，爷爷低着头一直朝前走。这时，一辆车逆行而来，撞倒了爷爷。爷爷躺在地上，流了很多血。一辆一辆的汽车从爷爷的身边开过去，没有车停下来。爷爷已经奄奄一息了，他没有喊人，也没有人注意到他。爷爷知道自己快不行了，伸手揽了揽身边的被窝卷儿，倚在上面，闭上了眼睛。天越来越暗，路上的车越来越少了，世界慢慢地安静下来了，爷爷就这样离开了这个世界。

三　与潜意识对话

催：为什么要让他看到在朝为官的第一个情景？

潜：他感觉活得很累，为功名。虽然后来做了官，但与周围的人相处得也不好，没有能力去影响国家朝政。如果重新选择，他不会这么累。

催：在情景一的那一生里有没有什么人出现在他这一生？

潜：有啊，就是那个原告。因为受了他的恩惠，决定来报答他。这一世是他在大学里的好朋友，别人都不理解他的时候，这个人给了他很多帮助。

催：为什么要给他看情景二中做官的情景？

潜：这也是告诉他，虽然他可以做一个好官，治理一方，为民做主，得到别人的尊敬，但是，这并不是让他最快乐的事。他要放下功名心，放下太多的压力和责任，还原属于他的本质的内容。

催：他可以先放下他的功名，先做自己，但他的财务状况很不乐观，如何才能改善他的财务状况？

潜：他要转变对金钱的观念。他花钱的时候有些吝啬，斤斤计较，要先学会花钱，找到花钱的乐趣，面对金钱放松一些。

催：第二个情景中，有没有谁在国强的今生出现？

潜：强奸案和财产争夺案中的两个被告人，都是国强的大学舍友。

催：看来他们的缘分很深啊，一直给他"找麻烦"。

潜：这些都是他的好朋友，来配合他让他从自己的执着中清醒过来。

催：我明白了。您让他看见他爷爷去世前的情景，是想告诉他什么？

潜：他一直在猜测爷爷的各种情况，是生是死。如果去世了，最后的情形是什么样的。看到这个场景，他就放下了，不再胡思乱想了。

催：他一直想知道爷爷为什么要离家出走。

潜：爷爷是决定出门打工赚钱的，是准备好了的，不是一时生气。只是他心里还放不下家里的亲人。赌气出门之后也有些愧疚，他也想给家里人捎个信啥的，还没来得及就去世了。

催：对于爷爷离家出走、不知所终的结果，他一直有些愧疚。看到这个，是否就可以放下了？

潜：他与爷爷的缘分不深，爷爷的离家出走，跟他没有什么关系。他想多了，做好自己就可以了。

催：可以把这个结果告诉他的家人吗？

潜：他自己知道就行了，先自己放下心来。

催：他很喜欢大学里的一个女孩，感觉不可以在一起，又放不下，怎么办？

潜：他要学会勇敢地表达。他可以"五一"之前去找一下那个女孩，把话说开了，不要总是自己在心里想着，不同意也可以做朋友嘛。

催：他的肠胃不好，能帮他疗愈一下吗？

潜：可以疗愈大部分，还需要他在生活中慢慢体验。（国强在催眠结束之后反馈说，潜意识答应帮他疗愈的时候，他很明显地感觉到肠胃部分热热的，很舒服。）

催：他的父亲很沉闷，爱生闷气，他也不知道如何才能跟父亲沟通。

潜：是的，他与父亲的关系是隔断的。这需要他先做出改变，他先向父亲说说这些年他在外面都做了些什么，都在想些什么。

催：他们已经很久没有好好沟通了，能不能给他一些具体建议？

潜：最近回家的时候，可以在吃完晚饭的时候，一边看着电视，一边跟父亲开始聊点轻松的话题。他会做到的。

催：还有什么建议给他？

潜：要果断一些，想到什么就去做，不要犹豫，没有对与错。去选择，然后负责。多笑一些，阳光一点。幽默一点，不要那么严肃。大方一点，大气一些，不要小家子气。

催：他能做到这些吗？

潜：他能做到的。他知道他要过什么样的生活了。（潜意识在说这句话的时候非常笃定，笃定到我觉得没有必要再去追问他到底要过什么样的生活。）

催：对我现在做的催眠工作，您有什么想说的吗？

潜：你做的工作像是酵母，虽然只有一点点，但是它能让灵魂发酵，它会带给人们最愉快的体验，是很芬芳的事业，而且这种芬芳需要慢慢、慢慢地弥散。你只是很小、很小的酵母，但是它带来的芬芳，是跟灵魂一样的味道。你是一个灵魂的发酵师，会把灵魂最基本的需求激发出来，这是人的一种很基本的需求。一定不要用世俗的成功来定义你自己。你做得很好！

催：谢谢您的鼓励，还有什么要说的吗？

潜：没有了。

催：谢谢。

四　余韵尾声

催眠结束之后，国强说，他看见爷爷生命结束的过程，很真实，很清楚，但是他的心情特别平静，没有任何痛苦的情绪，也解开了一个心结。

国强说，在情景回溯中看到自己的几个舍友，感觉时代不同，故事不同，身份不同，但是他们的小心思、小伎俩还挺像的。不知道为什么，看到他们在不同的情景回溯中一直都在跟我过不去、找麻烦，还觉得他们挺可爱的！！！

因为潜意识让国强"五一"之前去找那个女孩聊聊。在"五一"之后，我特意微信问他生活有什么变化。他觉得自己改变了好多，心里的疙瘩都解开了。他说自己去找那个女孩了，大家说开了，也分开了，没有开始就结束了。大家都很理解对方不可能离开父母去遥远的另一座城市生活，所以，也不勉强，不纠缠，只是作为朋友偶尔相互问候祝福。

现在虽然还是很穷，但是感觉过得很幸福，有目标，有方向，日子也过得有趣味了。他说他打算换一份新的工作，一边学习一边做工作，有机会就去做义工，可以听一些课程。他说，他正朝着自己想要的生活迈进。

三年后，我在回老家的路上，偶尔想起国强，翻看了他的朋友圈，看到他换了一份教育领域的工作。我发消息问他，最近如何，有女朋友了吗？他说，现在还没有，相信老天会在最合适的时候给他安排最合适的人。他说，这些年感觉自己长大了不少，内心越来越强大，笃定而踏实了。

催眠师说

生活中总有些人让我们头疼不止，烦恼不已。其实，这些人与给我们温暖与感动的朋友一样，都是我们真正的灵魂朋友！想想是要多么知己的朋友，才肯生生世世在我们的生命中扮演小人物、反派角色？

对国强来说，你要当清官，他们就去扮演刁民，没有刁民惹是生非，哪能显出你为官时断案清明、治政有声呢？你要当热爱学习的好学生、学霸，就会有人去扮演差生、学渣，没有他们的成绩在后面，怎么显出你的成绩优秀呢？你积极上进，自强不息，出淤泥而不染，就会有人去扮演那些不可救药、扶不上墙的烂泥。没有他们，你怎么会十分真切地体验到你想要的角色？

所以，我们要感谢生命中遇到的一切对手、敌人、烂人，他们让我们知道我们真正想要的是什么。

心里有一颗未发芽的种子

引子

这一个月，来找我做催眠的人很多。他们有的是国家公务员，有的是大学老师，有的是全职主妇，有的是未毕业的学生。他们男女不限，年龄不一。但在别人眼里，他们或是很成功，或是很幸福，或是意气风发、前途无限，或是青涩单纯、含苞待放。他们中有人从很远的地方坐飞机赶来，也有人是临时买了没有座位的火车票站着过来，他们费了很大的力气从繁忙的工作中、从琐碎的生活中抽身，来到我面前，向我讲述他们的故事。

我想通过我的陪伴，给每个人打开一扇生命的窗，让他们看到人生的另一种可能性。而他们也让我看到了人生不一样的风景，就像下面我要讲的这个催眠故事。

一 与个案面对面

个案是个 38 岁的男人。他的头衔是某知名外企的中国区销售总监，从外地坐头等舱飞过来做一次催眠。最迫切要解决的问题是：目前的职业发展方向将何去何从，冰冷的婚姻是否要持续，自己的灵性成长道路在哪里，为什么总有会莫名的焦虑与紧张。

透过外在的光鲜，我看到了一颗心在迷茫与混乱中纠结挣扎，无力摆脱，也无处安放。聊天的时候，他总是故作轻松地笑一笑，但笑的过程中双肩还是紧张地耸着……

二 情景回溯

情景一：

有一片湖泊，绿色的湖水泛着光，湖边近处是青苔，远处是竹林，更远处是山。湖边有一棵特别大的树矗立在那里，这棵树经历了风霜雷电，树干上都是疤痕。在这里能听到白鹤空灵的叫声。

从湖边有一条小路通向竹林里的一个小房子。这个房子有竹篱笆的院墙，院子里种着蔬菜。我看见自己是一个小男孩，我刚刚从池塘里抓鱼回来，妈妈正在做饭，一会儿爸爸也从地里干活回来了，然后大家一起吃晚饭。

后来，我跟邻村的一个姑娘结婚了。再后来，我出门在外的时候被一只老虎咬伤了，我坚持着走回家，最后还是死去了。临死的时候，我看着伤心的妻子、未长大的孩子，还有年迈的父母，觉得心里面有很多的话想跟他们说，但是一切都已经来不及了，死亡已经来临了，生命就这样结束了。

在这一生，我体验到了爱，对父母、孩子、妻子的爱；体验到了大自然的美好，湖泊森林，下雨时滴雨的小茅屋。看到这些，是要让我珍惜这一切。

但是在这一生，我也有些遗憾，因为我一直在这一片安静的竹林里、静谧的湖泊旁生活，一直不知道山的外面是什么样子。

情景二：

我看见自己是一个年轻力壮的小伙子，在江上轻快地划着小船，看着两岸的风景，不时地吹个口哨。我顺手在江上打了几条鱼，把船停靠在岸边之后还打了两坛酒，我要回家了。我的家在半山腰的一个茅屋里，我远远地就看见，家里为我亮着灯，美丽的妻子在门口等着我。

后来有一天，自己在船上跟父亲发生了争吵，父亲嫌我不安心打鱼，用一个棒子把我打伤了。再后来我骑着马，去了一座遥远的雪山下。在那个房子里，我拜见了一个智者，经过这位智者的指引，我继续向更远的地方行走，去了雪山上最高峰的山洞里，我见到了我的师父，是一个喇嘛。我在那里跟师父修行了很多年，这些年还有一只师父养的猴子陪着我。等到我再次下山的时候，已经不是那个青涩的小伙子了，而是眼神中充满坚毅的一个中年人。

我回家后发现妻子已经去世了。我特别地伤心，在妻子的坟前哭了很久。我甚至怀疑，自己学了那么多，连家人都不能好好地照顾，学这些又有什么用呢?

我给父母养老送终之后,再一次回到了雪山之上,回到了那个山洞里。这时我的师父已经去世了,师父的坟就在山洞的附近,只有那只猴子还在,猴子也已经不再是那只小猴子了。我在世间已经了无牵挂,就一直在这里修行,一直到有一天在这里圆寂。那只猴子的修为也已经很高了,猴子知道这一切都会发生,淡然地看着这一切的发生。

我这一生一直在追求着自己想要的东西,虽然我也不太明白追求这些东西的意义,但一直都在努力追求着。另外,我觉得特别对不起我的家人。如果重新选择,我会用更多的时间来陪伴我的家人。

三 与潜意识对话

催:为什么要给他看第一个情景?

潜:一是要有爱,要有欣赏大自然的平淡心情;二是要对外面的世界有好奇心。他这一生做得还不够。

催:这一生有个遗憾,就是不知道山外面是什么样子,这对他现在的生活有什么启示?您想告诉他什么呢?

潜:不应该局限在自己的世界里,要有勇气探索外面的世界。

催:您觉得他需要在哪些方面打破他现有的格局,去探索外面的世界呢?

潜:一是思维方面的限制,旧的认识的限制。二是工作的形式、圈子。他已经建立了充满安全感的圈子,就像那个安逸的竹林和静谧的湖泊,他是否能够放下这些，走出去，去呼吸新鲜的空气？他缺少走出去的勇气！

催：请您解释一下他思维方面的限制。

潜：我觉得他深入思考的能力还是很强的，但是对于已经熟悉的一些规则，他也要学会去打破和超越它。

催：工作方面有什么建议？

潜：他现在的工作也可以走得更远，也可以把工作和自我发现结合起来。工作也是一场戏，一个经历，要以游戏的心态去看待，不要太执着。他还是在犹豫。他一方面可以走自己想走的路，不在乎别人的看法。另一方面他又要找一个工作，把工作当成他在人世间藏身的一种方式。但是这两种选择的未来是不一样的。做第一个选择，刚开始会很难受，当时间长了，他适应了之后，应该会感到很自由。做第二个选择，他在临死的时候也会很安逸，但是他没有被外界认可。因为在他的心里有一颗种子，一直没有机会发芽。做第一个选择，这颗种子就会发芽，未来有可能会夭折，但也有机会长成一棵大树。（催眠师：我觉得很多人的人生都处在这样的一种状态下。并不是破除了外界所有的阻力，忠于内心的感觉，做出了第一种选择，之后便会一帆风顺，一路平坦，种子发芽了也可能会夭折。最重要的是安然接受人生的每一种选择，每一个当下。只要每一种生命的形态中都能够专注安静而圆满自得就可以了。就像做了第二个选择，过完安逸的一生，然后，也安然于默默无闻，不被外界认可，不也是很完美的一生吗？）

催：这颗种子代表了什么？

潜：我看到种子代表很清新的绿色，有阳光，有雨露，好像是一个全新的世界。这颗种子，长到最后就是一棵大树，经历了风雨依然挺拔，风吹雨打都不怕。就是他刚开始看到的那棵大树。人生中一定会经历一些痛苦和风雨，也有一些断舍离。这是不可避免的。一定也会有很多的开心，就像大树会有新枝。

催：您让他听到空灵的白鹤的声音是想告诉他什么？

潜：那是一种自由的感觉。他太需要这种感觉了，他已经把自己囚禁得太久了。

催：他用什么把自己囚禁得太久了？

潜：观念和家人。

催：什么样的观念？

潜：什么是对什么是错，应该怎么做不应该怎么做，什么是合理的什么是不合理的，什么是礼貌的什么是不礼貌的，怎样做别人才会觉得好……这都是他固有的观念。

催：那家人为什么对他也是一种囚禁呢？

潜：他与他的家人的关系非常紧密，他不会辜负家人的期望。他太在乎了，已经成为一种束缚了。

催：他与家人的关系在第二个情景中也有些体现，那您展示第二个情景给他看，是想告诉他什么？

潜：这个小伙子走出了安静的家庭生活，追求他自己想要的东西。但他辜负了他的妻子、他的父母，人生的最后只有一只猴子孤零零地陪伴着他死去。他的人生像是一棵老枣树一样，最后感觉孤零零的。所以就是要告诉他，要照顾好他的家人。在他人生的最后，他对自己修行的路也还是有些怀疑的。他最后也没有完全相信他所修行的法门，也没有照顾好家人，他有些愧疚。

催：这只猴子在他生命中代表什么？

潜：是他亲密的伙伴，忠实的朋友。猴子非常了解他，不需要说任何话就知道他要干什么，甚至他临死的时候，都没有干扰他。

催：这只猴子有没有在他今生出现？

潜：出现了，这个猴子就是他今生最亲近的朋友 Z。如果他是一棵树的话，他的朋友就是树下的那个青石，来树下乘凉的人就坐在那个石头上，他们一直是忠实相伴的。

催：今天个案在来北京的飞机上打坐时看到了一个场景，就是一头小鹿在森林中迷路了，非常慌张，您给他看这样的场景是想告诉他什么？

潜：他以前就是那只小鹿。在小鹿的眼里，这个森林就是个黑暗的地方。其实，他的周围也有些漂亮的花，因为他太慌张了所以看不到。当小鹿长大之后，也许会发现这个森林也是很漂亮的。他现在已经在慢慢长大了。

催：他为什么是那头迷路的小鹿？

潜：牵挂太多了。观念和家人的束缚。之前已经说过了。

催：如何突破？

潜：要有勇气走出去！断掉之前的观念，对他的妻子要好一点。

催：他一直想知道是否有更高的意识或能量的存在？

潜：是的，我就是那个更高的意识。这是在他之内的，而不是之外。

（催眠师：我觉得自己做的很多工作就是让更多的人认识到，有更高的意识和能量在我们每个人之内，而不是之外，这样我们就会向内看，向内去寻找，而不是向外求。当我们每个人都重视去开发自己内在的力量时，就没有那么多与外在的比较，求外在的认同。）

催：他感觉到更高的意识在他之内的时候，他是否有勇气去改变呢？

潜：是的。但他还是会有些犹豫。他最先需要改变的是在工作上，追求他想去追求的吧，我让他看到了瓦尔登湖，这是一种自由自在的世界。

催：他为什么会经常紧张？

潜：太在乎别人的看法，想表现得最好。他喜欢被别人仰慕的感觉，这其实是一种约束。别人的期望是很难达到的，不同的人也会有不同的看法，每个人的内心都有一扇不同的看待世界的窗户。他从自己的窗户看世界，看到的其实是完全不同的风景。他非要让别人认可自己的路，所以他会很难受。

催：那要怎么办？

潜：他还是踏踏实实走自己的路吧。他在心静的时候能感觉到这一切。但他还需要经历一个痛苦的过程，才能放下他原来的观念。

催：他特别想知道如何才能提升他的灵性，走哪条道路。

潜：就是找到我吧。我无时无刻不在他的周围。只是他看不到。催眠之后，他会更深刻地感受到我，他的内心才不会慌恐，才会不紧不慢地走路，好像一个人在打太极一样。

催：他说他经常处于慌乱之中，有什么建议给他？

潜：要觉知到自己的念头是怎么来的，才会从念头中解脱。我一直在告诉他这一点。他做得已经越来越好了！

催：他为什么一直在说想走自己的路，却一直也没有做？

潜：因为他还不清楚怎么做。

催：请您给他一点指引。

潜：做好自己的工作，有机会的时候努力去做，没有机会的时候就可放松一下。有舞台就表演，没有舞台就待着。

催：他想要去西藏或日本去旅行，这个你支持吗？

潜：不支持，心外的旅行到哪里都是一样的。（潜意识绝对是因材施教的。很多时候，个案提出类似的问题，潜意识都会支持他们到处走走，做想做的事情。但是这一次，潜意识坚决地否定了他的想法。）

催：为什么他感觉他的心一直不安？

潜：他的心不安，没有方向，那种黑暗的感觉是他小时候的伤害。小时候摇摇欲坠的房子，爱哭泣的妈妈，爸爸要求他做的事情他总做不好。这些对小时候的他都有很大的影响。但是这些都是他人生成长的一个阶段，已经过去了。就像那棵大树，有那么多伤疤，却依然枝繁叶茂。

催：他为什么总有帮助别人的想法？

潜：因为他觉得他的父母太无助了，小孩也无助，妻子也无助，他们都太可怜了。他们朋友和同事们太可怜了，他特别希望他们过得更好。

催：**请潜意识从更高的高度告诉他事情的真相！**

潜：他们都是你人生的过客。你是那棵树，他们就是那些小鸟。小鸟是很自在的，他不应该把小鸟捆在大树上。树是不明白鸟的自由的。但树总觉得小鸟们可怜，所以总想帮助他们安定下来。

催：他的妻子出现在他的生命中有何意义？

潜：让他看到自己的问题，帮助他改变自己。她已经帮他改变很多了。现在应该是他帮助他妻子的时候了。他总说是自己在帮助他妻子，其实一直是他妻子在帮助他。

催：您觉得他明白您要他做什么了？

潜：他知道了，但他还是犹豫的。犹豫也是人类进步的必经阶段。人类永远都不知道自己走的路是对的还是错的，其实没有什么对与错，努力去做就好了。就像给他看的那个第二个情景中，他一直对师父的方法有些怀疑。他师父是好人，但好人做的事并不一定是对的。并不建议他做销售这条路。只做销售还是一种表面的功夫。他需要踏踏实实去做，不要着急。他需要在文采和色彩上提升自己，他具有这个特质。

催：对于修行的道路，你有什么要提醒他的吗？

潜：不局限于一家之言，最重要的东西就是找到自己，不要被迷惑。但生活中一定会有很多的迷惑。

催：他现在最大的迷惑是什么？

潜：他的婚姻问题。他疑惑要不要继续走下去。我已经明确地告诉过他了，这是他的责任。平平淡淡，安安稳稳走下去，相互扶持就好了。……

催：谢谢您带来的这些信息！

四　余韵尾声

大约过了一年的时间，我再一次见到了这位个案。他换了一份工作，并利用工作提供的平台在做一些自己真正喜欢的东西。他与自己妻子、父母的关系越来越融洽，能感觉到家人的转变，正在考虑要不要再生一个孩子。他说，从这一次催眠开始，他最大的变化是开始相信自己的直觉，并依照自己的直觉做事情，而且，往往收获超出他的预期。他说，他最近整理了自己的书架，从很多书中挑出了自己真正有兴趣读的书放在案头，把大部分别人说好而自己一直没有翻动的书都收了起来，集中精力做自己喜欢的事情将是他之后生活的节奏。

催眠师说

以上这些文字，并不是这次催眠的全部信息。

在这些内容之后，催眠状态下不请自来了很多意识体，有民国时期的大教育家，有明朝的一代拳师，也有个案的亲人，甚至还出现了一位小说中的人物。他们从自己的立场和观点出发，给了个案一些建议和安慰。语言风格不同，关注重点各异。他们之间的跳跃和转换让我在催眠现场都应接不暇。在选入本书的时候，思量再三，还是把这一部分精彩的内容删而不录了，以免让大家混乱迷惑、无所适从。删掉这一部分，虽然有些可惜，但是留下的部分仍然完整而深刻，值得大家细细品读，各取所需。

我不止一次地提醒大家，要以开放的心态来看待这些催眠分享。放下那些看不懂或不愿意相信的观点，收藏起那震撼到心灵的一句话、一个解释。如果文字中哪个场景引起了共鸣，会心一笑或相遇恨晚都是可以，大可不必纠缠于哪个是真、哪个是假，放下批判，如是去看，就像去看一篇散文，一篇科幻，就像去看日出日落，看山川大河……相信，你遇到这些文字，绝对不是偶然！

附：体验催眠之后的思考

引子

催眠之后的几天内，个案的思维异常活跃，大量信息涌现出来，他随时以文字的形式分享给我。这些信息非常好，对于丰富这次催眠的信息、了解潜意识工作的方式、总结个案的收获和成长都是很有意义的。我把这些信息编辑整理，并经过个案的最终定稿形成此文。我只是如实分享个案的体验与思考，相信总会有人从中得到启示和感悟。

一 关于情景回溯的思考

思考一：

第一个场景中，这个人生活的环境很安逸，但是对外界充满了好奇，最后却被老虎咬死了，展示的是对未来之路的好奇和恐惧，老虎就是潜意识里对未来或外面的恐惧。他向往外面的新鲜世界，但是又局限于安逸的环境。害怕走出去有风险，又因为没有走出去而沮丧。这跟我现在的情况是一致的。

第二个场景中，这个年轻人走出去了，应该说最后修行还是有一些成就的。但是死亡时仍然有疑惑、有未知，他还因为有未知而遗憾，似乎真的是全知了才会有安全感。这也是我意识里面的一个很大的问题，一直在追求完美！不过他还是走出去了，虽然最后是孤零零地死去，但有一只心灵相通的猴子相伴也许就足够了。他走的时候还是遗憾没有照顾好他的家人，没有尽到自己的责任。

两个情景，两种人生的对比，一个没有走出去，一个勇敢地走了出去，去探索自己想要的东西，但这两个人生中有一个共同的遗憾：没有照顾好家人。这件事情在告诉我，无论我的事业和在灵性上的探索走得多远，如果照顾不好家人，那终究还是我这一生最大的遗憾。

思考二：

在大风浪的船上被父亲棒打这个场景，体现了我焦虑的来源——来自于我父亲的焦虑。他焦虑的原因是家里的琐事，也有别人的看法，这样也导致了母亲的焦虑。

同时，我感觉我的焦虑主要还是怕被别人评论，这恐怕是来源于自己的散乱，因为散乱，其实并没有真正尽到自己的责任，就像那个出门打鱼的年轻人没有安心打鱼，只是看看风景买买酒。没有尽到责任，就会害怕，就像小孩贪玩没有完成作业，上学之前就会战战兢兢，这种感觉我很强烈。所以解决焦虑的原因，其实就是做好分内的事情。如果做好分内的事，第二个场景中的年轻人就不会被父亲打了。

思考三：

昨天刚开始见到催眠师的时候，我很焦虑，是因为我对催眠这样的东西又好奇又敬畏，就像我对未来的世界一样。我对权威的敬畏，恐怕是导致我紧张的另一个重要原因。也许小的时候我太没有自己的空间了，一直被权威压抑着，被权威审视、评说着。

我的焦虑来自于别人的评说，严格地说，是来自于权威的评判，所以权威也限制了我。这也是我虽然接触佛法，但一直没有动力找一个导师的原因，我害怕这种导师的权威。

其实权威也是规则和框架，我在这些框架的严格要求下长大，造成了习惯性的焦虑。后来通过自己的努力，又慢慢打破了这些权威。所以有时觉得权威也没有什么，所以，我也在一定程度上是鄙视权威的。但是，我小时候的这些权威也是我最亲近的人，所以我又依赖于他们，欲罢不能。

（一天以后的新感悟）关于焦虑的来源，我之前觉得是害怕权威的评论，而这些权威通常都是我想要的东西，或者是我想成为的东西。所以，其实焦虑是来自于我对自己想要东西的一种执着，什么都不执着了，随遇而安了，自然就自由了，随遇而安这个"遇"是外界，不为物移，内心自有天地，方是自由。

思考四：

我觉得催眠时的场景都是内心世界的外在投射，心外无物。

山上的那个喇嘛是年轻人的精神上的老师，山下的师兄是隐居的武林高手，这是我意识里面对心身修炼的投射。这似乎在回答我一直在思考的问题，身体和意识是怎么结合的呢？其实心意和身体是合一的，哪有什么分别呢！（这心与身的对应是催眠师没有想到的角度，从这个角度解读催眠中情景回溯的内容和潜意识问答的部分，倒是很贴切。催眠中总有一些是催眠师看不到而个案能够感受到的东西，因为个案才是每一次催眠的主角。)

二　关于催眠过程的思考

思考一：

催眠的本质是什么？

在我的体验里面催眠是分为两部分的，一部分是让你放下伪装，回应深层次的潜意识的需求，这一部分要回顾人生，是在把平时伪装之下没有去做的遗憾和经历的美好都做了，更接近本心的诠释，对解脱现实人生的束缚有指导意义。虽然未必是究竟的办法，但毕竟是回应了本心，可以最大限度地缓解问题。

第二部分是引入高能量体，从第三者的角度来看待自己，这一部分我还没有想明白就不探讨了。（催眠师觉得个案能够感受到是"从第三者的角度看待自己"这很重要。而且，这个"第三者"是位智者，不是平行于我们日常意识状态的第三者，祂可以从更高的层面、全局的视角看待现有问题与未来走向。）

思考二：

在催眠过程中，特别是在后期，我觉得我应该处在比较深的禅定状态，因为我在不停地咽口水。我现在听录音的时候，我都能感觉到我的意识间的跳跃和关联。我知道一个念头和下一个念头之间的关系。非常细微的关联我都能感觉得到。有时打坐的时候也会有这样的体验。我觉得这一次，是催眠师把我的闸门打开了，我以前会一直抑制潜意识的发展。

思考三：

在整个催眠的过程中，我好像是一个沉默的见证人一样，我的意识一直都是在的，就像在看着我的心头在演什么电影一样的。（很多害怕催眠的人是害怕自己的意识完全不在场了，不知道整个过程会发生什么，会失控做一些自己不能做的事情，所以会在催眠中紧张不放松，或者直接就拒绝催眠这一身心疗愈的方法。个案的这个描述很到位——沉默的见证人，发生什么都知道！当然任何事情都会有例外。例外一种情况就是这个见证人不是一直沉默，偶然会冒出来插个话，表达一下自己的感受，如"我怎么觉得这些都是我编的！"还有一种例外的情况就是催眠状态更深的时候，催眠的过程中知道自己在场，是见证者，催眠结束都忘了自己刚才见证了啥。就像我们做梦的时候，前因后果、情节演变都知道，醒来吃了顿早饭，全忘了。）

昨天下午和今天我发给催眠师的那些微信，都是我直接说出来的。（我很高兴个案能够抓住这个时机，静下心来接受潜意识继续传递给他的信息，而且把这个信息以文字的形式记录下来。在催眠之后的两三天内，其实个案还处在与潜意识很好的连接中，很容易感受到潜意识的指引。甚至在晚上的睡梦中继续给个案调理身体、释放负面的情绪和压力等。所以，一次催眠的过程，不止在与催眠师在一起的几个小时，催眠是一种开启的仪式，开启个案与潜意识的深度链接与合作。）而且，我真的能感觉到自己念头的来源，这对我来说帮助非常之大。能感觉到自己的起心动念是非常重要的，我在心静的时候写字，能感觉到纸的柔性对笔尖的反弹力。（我也有这样的经历和体验，当心真正静下来的时候，一切微弱和渺小都会被无限放大，刹那即永恒。）

三　催眠后连接到克里希那穆提

传导一：

我觉得我是克里希那穆提（Krishnamurti，印度哲学家），但是你尽管来怀疑我是谁吧，我是你还是克里希那穆提，真的那么重要吗？关键是你的意识得到了解脱，不是吗？

潜意识的本身也是一些观念，你要破除的就是这些假象，深层次的假象，不怀疑你永远都找不到真相。

怀疑就是谦虚，就是开放，是进步的根本，没有了怀疑就没有了前进，就没有了人类的进步。但是不要被怀疑所淹没，不要被怀疑扼杀前进的脚步。就像在长满小花的树林里，你希望远处会有什么，所以你会前行，小花丛里面当然可能有蛇，但是那些花本身不是漂亮的吗？不会引人入胜吗？很遗憾，你以前都在着急赶路，却忽略了你内心深处感觉到的芬芳的小花绽放和未知的树林深处。深处当然可能有恐怖，但是也可能有另一番景象。你不去找，你是有意忽略内心的指引，却执着于一些表面的东西，你甚至认为内心的指引是无意义的疯言疯语，可是哪个是梦、哪个是清醒呢？哪个是蝴蝶、哪个是你呢？

要从自我觉知的角度、从见证者的角度来看待自己的起心动念，如果能坚持，这样你就会越来越趋向于解脱。

当你躺在床上被催眠的时候，你其实感觉到了自己身体的变化。你带着嘲讽的感觉来看是不是有更高的能量体过来，其实你是在怀疑自己而已，你和所谓的第三方的能量真的有分开过吗？你是谁？你是你经历过的任何人！你是你看到过、经历过、思考过的任何人！你的意识来源于你的经历，你是任何人，其他人也是你，有独立的你吗？（催眠师除了击节赞叹，没有任何语言可以表达此刻的心情了。）当你思考想象和祈祷某个人的时候，你其实连接到了你之前的认知，你实实在在地得到了他的庇护——呼唤我，我就会来帮助你！

传导二：

我一直希望去日本和西藏去旅行，我是期望着自由的空气的。一边是自由，一边是压抑，但是他们在我身上都是各安其位，平和相处，这些我想去的地方正是我自己内心的写照。

不要用外界的变化来验证你的内心，观察自己的起心动念，审视他就好了。外界是因缘和合，有时有道理，有时没有道理，不一定符合我的道理。因为我本身也是一个变化的因缘和合的东西而已。我怎么能用一个不断变化的内在，去感应一个不断变化的外在，而想获得一种固有的、熟悉的安全感呢？所以，放下外在的东西吧，别去管别人，关心自己的起心动念就好了。

四 关于潜意识的思考

思考一：

我怀疑意识到了深层次就能解决问题的原因，在于我怀疑潜意识，实际上是在怀疑我自己，实际上是在怀疑观念，实际上是在怀疑"我"这个假的观念，这是非常好的出发点，会让自己灵性成长。虽然有怀疑，这个怀疑是好的，有怀疑用心去感受就好了。

我以后是不是要给自己空间，让自己自由地发挥，比如图画，或像现在的打字，不要受限于任何的观念，像是在被催眠的状态，任自己天马行空地发挥，神游世界，多么自由。

思考二：

（催眠一天以后）我开始接受催眠师所说的要遵循潜意识和内心的指引了，我给这种说法的解释是：

潜意识类似于佛家所说的"业"，那些记忆来自于"业"，那些快乐和恐惧来自于"业"，来自于以前，他们都是我们过去所言、所行、所思考的结果，我们不能回避它，也不可能回避它，因为它就是我的细微的组成部分。相反，我们只能接受它，坦然地接受它来安居乐"业"。

安居乐"业"就是接受过去，拥抱过去，然而不能沉溺于过去。我们还是需要智慧来照亮过去（明心），需要善良来照亮未来（发心），需要创造力在我们自己所搭建的舞台上优雅地跳舞（开心）。因此要明心见性，安居乐"业"。我们还要珍惜缘分，尽到责任；不辜负缘分，欣赏缘分；不沉迷于缘分，要做好自己，所以要安"分"守"己"。

我们都在听一首曲子，旋律中我们忧伤和快乐，我们以为忧伤着作者的忧伤，快乐着作者的快乐，却不知道听众也是曲子里的创造者，快乐也好，忧伤也好，我们所感受到的永远是属于我们自己的那一部分……

催眠师说

每次催眠结束之后，我都会与个案反复强调，一定要多听催眠的录音，一定要及时总结催眠的心得和感悟，这对于消化吸收潜意识的智慧、巩固催眠的效果非常重要。事实证明，每一次重听催眠录音、整理催眠过程都会有新的收获。甚至三五年之后，再听催眠录音，都会对当下新的问题有启发和指引。

重听催眠录音，就是再一次回到那个巨大、平静的能量现场中，稳定自己的节奏，丰富自己的内心，坚定自己的信念，提升自己的智慧，体验合一。

真正地"准备"辞职

引子

很多人都在做着一份啖之无味、弃之可惜的如鸡肋般的工作，在工作中自然也是人在心不在。辞职的决心下过很多次，却依然留在原地。心动不行动，是这些人的共同特点。为什么他们不辞职？是因为他们没有真正地"准备"辞职。

一 与个案面对面

如霜是幸福的，不管是童年，还是长大之后。

看如霜的问题清单，很显然，她并不像很多个案那样有焦灼纠结的情绪，也看不到疲惫不堪甚或千疮百孔的心，只觉得这是她在如常的生活中找个机会与自己内心的对焦，如同汽车行驶到一定公里数的常规保养。我感觉她的生活一直是在有序进行的，并没有太远地偏离过轨道。她的人生没有什么大起大落，大开大合。有人可能会觉得这样的生活有些无聊，也会有很多人羡慕她的平顺如愿。

听如霜讲她小时候的经历，满满的温暖和感动：她从小生长在农村，每天在广阔的原野上看着巨大的落日悠闲下沉，那种壮丽的美，一闭眼就会浮现在脑海中。父母感情和睦，兄长亦师亦友，家中虽然谈不上富裕，但比起周围的人来也算是中上水平。如霜在简单的农事劳动中接触到大自然的花草树木、虫鱼鸟兽，也明白了春夏秋冬、花开花落的轮回，对土地、河流、落日，有着一种本能的眷恋和敬畏。她很庆幸自己在农村长大，感觉到自己的人生有一种扎实的根基，将来无论走到哪里，去做什么，都不会飘乎游移，摇摆不定。

20 年来日复一日的求学读书，一直读到离开农村进入城市，进入到五险一金的稳定工作中才算结束。然后是工作、结婚、生子忙乱的 10 年，在一个不小的城市里过上了有车有房的中产生活。但是，她始终抱着开放的心态，对于未知保持一份敬畏和探索，她想知道得更多。

首先，减肥是女人一生的话题。如霜说，她属于吸收好、易发胖的体质，她总是觉得自己喝凉水都会长肉。奔四的年纪，一直在担心自己发胖和又发现自己胖了的懊恼间徘徊。她体验过辟谷，又想过要戒肉吃素，又想坚持过午不食，想得太多，却发现食物的诱惑更大！！

但这不是她来催眠的主要原因。最主要的问题是她最近打算辞掉现在的工作！——这对她本人来说，这是个大胆的想法，当然这也会对她的父母产生不小的震惊，父母无论如何也想不到她会不满意现在的工作！她越来越明显地感觉到，现在这份工作，已经留不住她的心。但是，心心念想要转行的几个领域都还没有深入了解，有着雾里看花般的美。一想起换工作，就有一种"前途未卜"的担忧。是去是留？何去何从？

当然，最近家里的人轮番生病，也是她下定决心来做一次催眠的原因。从老人到孩子，到她自己，身体一一出状况，她想知道，这是同一个原因，还是各有原因。如霜非常接受量子催眠关于"意识会让人生病"的原理，所以在积极求医问药的过程中，也想听听潜意识是怎么说的。

另外，如霜听说催眠有着不可思议的力量，可以解决生活中各种各样的问题，比如说修好手机、修好电脑，帮忙找出放在家里却找不到的东西。听说这些"根本不可能"解决的问题竟然得到解决，如霜有些将信将疑。她当时一下子就想到了家里堵了很久的下水道。她希望潜意识也管管这事。情况是这样的，家里卫生间的下水道已经堵了半年了，结果是不能在卫生间洗脸、洗衣服，非要洗澡只能用小盆把水收集起来再倒到马桶里。家里人用了各种各样的方法还是没有一点通畅的迹象。因为全家人共用着一个卫生间，没有其他卫生间备用，所以一直没有采用大破大立的手段，拆了地板砖大修。日子只能这样对付着过。当然如霜说到这个问题的时候，也没有对催眠修下水道抱有太大的希望，只是想试试看。

我们聊得很放松，感觉到无话可说了，就开始催眠。

二　情景回溯

　　进入催眠状态，个案小时候的情景开始出现。不管是什么样的场景，都是有用的，我带着如霜小心翼翼进入其中。

　　情景一：

　　我看到小时候的一个场景，这是我记得的一个画面。我和哥哥在老家的房子里玩儿，我当时有四五岁的样子，听见奶奶在外面叫我哥的名字。我哥好像没听见，我放下手里的玩具跑出去想看看奶奶叫我哥干什么。出门看到的那一幕给我的印象太深了：奶奶坐在门口的葡萄架底下，在她面前的小桌子上放着洗好了的一小盆葡萄！原来她是叫我哥出来吃葡萄的。我就纳了闷了，她为什么不叫我？她一定知道我也在屋子里啊！为什么不叫我？算不上伤心，我就是很纳闷。……（接下来你是怎么做的呢？）我装作若无其事地回屋对我哥说，奶奶叫你去吃葡萄！

　　情景二：

　　这也是我小时候的一个场景，但是我不记得，不知道是不是我想象出来的。因为感觉那时我只有三四岁的样子，也是在我小时候住过的房子里，我爸妈和我哥都是我小时候的样子。

　　冬天天黑得特别早，刚吃过晚饭，我就吵着要睡觉。很快，我妈哄我睡着了，但是爸妈和我哥都没有睡。我睡了大约两三个小时的样子，自己醒了，看到了这样的场景：我还躺在被窝里，边上我哥正在津津有味地吃着手里的什么东西，而爸妈在边上温柔地看着他。那一刻，小小的我真的很受伤。一是哥哥在吃东西，我没有吃到，没有我的份！！！二是趁我睡觉，爸妈给哥哥吃东西！是因为哥哥很乖很听话，还是因为我是女孩子，不乖？三是我发现爸妈都在那么温柔地注视着我哥，却没有人看我，没有人发现我已经醒了，他们好像根本不关心我！这个场景特别真实、清晰。

情景三：

我看到了一棵小苗苗，我感觉自己就是那棵小苗苗。我长在岩石上面的土壤里。上面有两三片叶子，翠绿欲滴，接近根的地方是白色的、透明的。我觉得我很干净，水灵灵的，我用根吸收土壤里的水分，跟大地连接在一起，轻松而通透。在阳光的照射下感觉很温暖。

情景四：

我是一个青年男子，穿着读书人的衣服，手里好像拿着书。父亲正在训斥我，大概的意思就是嫌我不好好读书，以后怎么才能够考到功名，博得荣华富贵，求得扬名立身。我好像没有认真在听父亲的话，低着头，悄悄地打量着周围。这是我家的厅堂，家具和陈设都是极精致的。

后来有一天，我父亲去世了，是病死的。他临终的床前，跪了一地的门生故旧。我借口做什么事情从里面出来了，站在门外，不想进去。我从门口向里看，觉得这么大的阵势在死亡面前也是无力回天的。在别人眼里看到的功成名就，对一个临终之人来说有什么意义呢？

后来，我也死了。一个人孤零零地坐在椅子上，闭上了眼睛，手里还拿着一本书。我读了一辈子的书，却无心像父亲所期待的那样蟾宫折桂、金榜题名。面对父亲的期待，我有点惭愧，但是对我自己而言，却不是什么遗憾。

三　与潜意识对话

催：请问我可以与潜意识对话了吗？

小孩：嘻嘻，是我，是我。（伴随着银铃般的笑声，一个俏皮的小孩的声音开始出现。）

催：你是谁呢？能自己介绍一下吗？

小孩：我就是我呀！

催：但是，我不认识你呢？你能不能介绍一下你是谁，来自哪里呢？

小孩：我就是不告诉你！反正我知道你是谁！

催：那你为什么要来呢？是有什么信息要告诉我们吗？

小孩：没有，我就是来看看。听说你们在催眠，我来凑个热闹！

催：这样啊，那你觉得这里热闹吗？

小孩：还行吧。

催：对于如霜刚才看到的这些场景和她的问题，你有什么要说的吗？

小孩：我没有什么要说的。你有什么要问的吗？说不定我可以告诉你！（感觉很神秘的口气，就像小孩子知道了什么秘密一般。）

催：当然有问题啦。我就是想知道你是谁，来自哪里，说不定我们可以交个朋友。（没有办法，催眠师也只好拿出哄孩子的口气。）

小孩：嗯，好吧。其实我也不知道我是谁，所以，不能告诉你。

催：那你认识如霜吗？了解她吗？

小孩：这个如霜啊，我知道，我比较了解她。她的一些事情我知道，但是不是所有的事情。

催：你来自于哪里啊？

小孩：我在她的心里啊！

催：你知道她的什么事情呢？

小孩：我知道她内心最真诚的想法，最真实的态度，我知道她是否快乐，我知道她每一次快乐的原因，我知道她每一次纠结都在于偏离了自己内心最真诚的部分。对了，那就是我！我是她内心最真诚的那个部分。

催：这样啊，那你会帮助她吗？

小孩：我愿意帮助她，可我也只能提醒她！

催：你都是怎么提醒她的呢？

小孩：我就会在她的心里发出一个声音，一个非常清晰的想法，一直在那里回响。她知道那个声音就是我，她知道那个声音就是她内心最真实的想法，但是，她经常会无视我，继续陷在她的纠结和犹豫中。我真的替她着急呀，着急呀！但是没有办法呀，她不听我的，我又能怎么办呢？（又气又恼又无奈的口气。）其实，她听到我的声音的时候，她很明白那就是她自己想要的选择，但是她左看看右看看，注意力被吸引到别处去了，就把我给忘了。

催：那你有没有想过离开她，不在她的心里，不再去帮助她了？

小孩：不，我从来没有过这个想法。我很喜欢她，我愿意守护她，提醒她。

催：你需要跟她约定一个什么暗号，让她知道那些声音是你在提醒她吗？

小孩：不需要，她其实能非常清楚地辨别出我的声音，她只是经常选择去听从周围的声音，而没有听从她内心的我的声音罢了。我就是想来说说这个事。说完了，我走了。

催：这么急着就要走？

小孩：你们不是还有重要的事情要跟潜意识沟通吗？我就不打扰你们了！（如霜叹了口气，明显感觉能量离开她的身体。我仿佛看见一个小孩蹦蹦跳跳离开的背影。）

催：好的，非常感谢您的到来，非常感谢您为我们提供的信息。下面我们有请潜意识出来跟我们对话。请问潜意识准备好了吗？

潜：好的。（声音浑厚而深沉，跟刚才完全不一样的感觉。）

催：请问潜意识为什么要展示第一个场景给如霜看？

潜：这是她印象很深的一个画面，在她的心里一直觉得自己是女孩，所以不被别人重视，不被别人喜欢。在很多时候，她都有别人不喜欢她的感觉。

催：看到这一点之后呢？

潜：……她现在脑海中出现了很多奶奶爱她、照顾她的场景。她感受到了奶奶对她的爱。她知道了虽然奶奶重男轻女，但是同样也爱她。奶奶重男轻女，这不是她的错，跟她没有关系，不是因为她做得不够好。

催：为什么要让她看到第二个场景呢？

潜：也跟她觉得父母重男轻女有关，她有些事上会没有道理地觉得父母不够爱她、不够关心她，其实不是这样的。让她看到这个场景，她会明白，当时父母的表现，根本不是不关心她。从这件事她会明白对很多事的想法，都是她太偏执了，误会父母了。

催：还有其他方面的启示吗？

潜：不被重视，就没有好吃的。从这个逻辑出发，她对食物有着无限的渴望，其实是表明她想得到更多的重视，更多的爱。对食物和对爱感到缺乏是一致的。还有，她会有特别强的表现欲望，希望更多人看到她的好，希望更多的人特别是家人关注到她。

催：她一直觉得自己不够好吗？

潜：是的。你问这个问题的时候，我看到了一个很邋遢的小女孩，头发乱糟糟的，还流着鼻涕。镜头拉近了再看，她还是个单眼皮，塌鼻梁，这是她对自己的定位。……然后，不知道为什么，这个小女孩忽然笑了。透过额前的乱发，我看到她的眼里满是纯真的笑意。虽然笑起来，两个腮帮子的肉鼓了起来，显得鼻子更低了，但是她的皮肤很白净，笑起来很好看，让人感觉到世界很纯真！

催：这才是她真实的样子？

潜：是的。其实她笑起来的样子很美！！

催：为什么会让如霜看到她是一棵小苗苗？

潜：就是要告诉她要控制体重，少吃饭，多喝水，要像一棵小苗苗那么透亮。如霜经常会觉得自己沉重、污浊、粗糙，对自己不满意。我想让她记住这个画面，记住这棵苗苗身上青翠、通透的感觉。不要吃复杂加工过的东西，凡是加工过很多遍的东西都要少吃，越简单越好。

催：那她可以一直辟谷吗？

潜：在世俗生活的圈子里，如果一直辟谷就会产生高高在上、与别人格格不入的感觉。有时，吃饭不是一件必需的事情，而是一个娱乐、休闲的过程，是一个交际的过程。自己在家的时候可以少吃饭多喝水，少吃硬的东西，密的东西，可以多吃稀饭、流食，多吃水果，慢慢把量减少，饮食结构就转变了。吃得越简单越干净越好。

催：听了你的这些话，如霜在饮食方面会有变化吗？

潜：会的，这棵苗苗会一直种在如霜的脑子里，一旦想起它，她就会找到做苗苗时那种通透的感觉，那是她喜欢的感觉，她就会自觉地控制饮食，向一棵苗苗靠近。

催：这棵小苗苗还有什么要告诉如霜的？

潜：我整天长在这里，别人很少能够看见我。但我会一直快乐，我只需要做好自己，长大长高就行了，我只要长得让自己高兴就行了，而如霜经常会给自己压力、给自己任务，达不到目标就会失落。这就是我们的区别。

催：这棵小苗苗是在地球上吗？

潜：我只看到她的根上连着土壤。我不知道她在哪里。我只在关注自己，不需要关注外在的环境。外面是什么样的，对我不重要。这也是我们的区别。

催：好的，您说的这几点都非常好。为什么要展示一个简短的情景四给如霜看？

潜：他父亲在众人的拥簇和注视中死亡，和他一个人孤孤单单地死亡，其实都是死亡，都是一样的。对于死者来说，他们的感受和体验是一样的。死亡之后他们都很快乐，又可以变回那一束光了，真的很开心。

催：这对于如霜的现状有什么启示吗？

潜：在想辞职换工作这件事上，她觉得有愧于父母。在她父母看来，现在的工作才是一条"正道"。她的那些想法都是没有出路的不务正业。但是，功成名就的父亲 VS 不务正业的儿子，前者的死并不是更有"尊严"，后者的死也并不更"落寞"。一切都是自己的选择而已。

催：对她想要辞职换工作这件事，您有什么建议？

潜：现在还不到辞职的时候。如果现在辞职，她会有一种强烈的不安全感。因为她还没有明确找到她想要走的路。等她明确了方向，她就会毫不犹豫地离开，并且不会担心什么。再等等，不着急。我只是想告诉她，不要把全部的精力投入到她现在的工作中，可以把它当成一个副业先做着，也就是说工作是她与现有生活秩序的一个连接点，有这样的一个点把她锚定住，她才会有安全感去寻找新的、真正让她感兴趣、有激情的事情。如果现在直接辞掉工作，她首先感到的是惶恐，而没有精力去寻找新的道路。

催：说得非常好，感谢您的指引。预计她什么时间可以辞职呢？有一个时间表吗？

潜：还没有，这要看她的情况。

催：看她什么时候做好准备？

潜：是的。她自己对于辞职这事也没有十足的信心。没有信心就是没有准备好，就是还没有到达到那个火候。她需要动手去准备、去学习、去了解新的领域。准备，并不只是在头脑中演练，想着要去做，而是要真正地去"做"准备。

催：好的，我想她应该明白这其中的不同了。她前一段时间感觉身体不舒服，是什么原因？

潜：因为她最近几天吃的肉比较多，她总觉得不该吃那么多，然后吃了，又担心会更胖，各种情绪的纠结。心里不爽快，感觉身体也沉重了。

催：她女儿为什么会生病呢？

潜：很快会好的。新陈代谢，调整身体的机制，去适应外在世界的变化。

催：这么说是一件好事呢？

潜：所谓好和坏的评价标准就在于一个人的心，你的心是正的，结果自然就会是好的。心一定要正，不要被外在的一些观点所左右。

催：怎么理解心正、不被外在所左右？能举个例子吗？

潜：拿吃不吃肉来说吧。一种情况：你最近不太想吃肉，但是因为你看到了一些报道或者所谓的科学证明，要吃一些肉才能保持营养的均衡，然后你就去吃肉了。还有另一种情况：你在吃肉的时候，觉得挺好吃的，但是你想到了一些宗教的说法，或者一些所谓的灵性教导，说吃肉会影响一个人的修行，吃肉会拉低一个人的频率，然后你就产生了一些罪恶感，并为你能够觉得吃肉很香而感到羞耻。这两种情况都叫心被外在左右了。

催：那她公公的病呢？帮他看一看吧。

潜：估计一时半会儿好不了。因为他总是在担心好不了怎么办呀，好不了怎么办呢，然后就真的好不了。

催：为什么会生这场病呢？

潜：因为他不想离开你们回老家，他想跟你们在一起生活。他以这种方式来把自己留在城市，因为这样你们就不会让他一个人回老家了。

催：嗯，我非常理解他的这种心情，但是这只是回去住一段时间，回老家处理一些人情世事，他可以随时再来呀。

潜：其实他也知道。他一方面不想回老家，但又觉得不得不回老家。因为回老家的日子提上了日程，有倒计时了，所以他非常紧张。他知道自己必须要回去，但他又不想生着病回去，所以他又想着赶快好起来，如果病不好回去又会有新的麻烦，还让老家里的人担心，这又使他更加紧张。

催：有什么办法可以帮助他吗？

潜：我试试看。你先不要说话。（语气变得低沉而不容置疑）……

催：（一直一直没有动静，个案变得非常安静，我怀疑个案是不是睡着了。）我可以跟您说话吗？那边的情况怎么样了？

潜：……我已经做完了我可以做的那一部分，剩下的那一部分就要靠他自己去完成了。如霜可以找一个时间跟她公公去谈一下，让他放松心态，这样会对他的痊愈有非常大的作用。

催：好的。相信如霜已经知道该怎么做了。关于吃肉这个问题，她想克服一下，把肉戒掉，你觉得呢？

潜：不是去克服，而是内心真正地欢喜地选择，是自己真诚的意愿。并不是违背自己的意愿，只是为了达到某种目的强制自己做出不喜欢的一种选择。如果真的喜欢的事情，是不需要"坚持"二字的。

催：关于她要减肥的想法，您还有什么要补充的吗？

潜：吃东西的时候不要那么快，不要着急把嘴里的东西咽到肚子里。她只感受到吞咽那一瞬间的快感，却忘记了慢慢地享受吃的过程。

催：她为什么会那么着急把嘴里的东西咽下去呢？

潜：她觉得咽下去了，才是真正的"据为己有"。吃是一个过程，是一个向外"占有"的过程。其实，她可以学习优雅地享受准备吃、正在吃、吃下去的全过程。向内感受自己吃的过程，而不是向外占有的过程。

催：这与她童年物质的匮乏和感觉自己不被重视有关系吗？

潜：跟物质匮乏有关系。很多时候她吃东西不是为了填饱肚子，而是为了吃完桌子上、盘子里的食物。有珍惜粮食的想法，更多的时候是趁着有吃的就先吃一顿饱饭吧，说不定下次就没有这么好吃的或者下次就没得吃了。但是也没有必要强调这个原因。童年经历中存在的那些不快，就是她一日之中上班路上遇到的毛毛雨而已。她可以为这场雨懊恼一整天，也可以到办公室脱下外套之后就开始轻松愉快地面对一天的工作，这是她现在可以选择的。

催：如霜想问一下她姐姐公司的事情——（话说到这里还没有说完，就被潜意识抢了话头。）

潜：这事跟她没有关系，不需要她去操心，也不是她可以解决的。她只需要专注于自己的事情。

催：好的，另一件事，跟她有直接的关系。她家卫生间下水道堵了好长时间了，她又不想把地砖全部掀翻重整，您说这事儿应该怎么办呢？

潜：这事儿啊，必须要她去修才可以，这个家伙太懒了，都坏了半年了都没有下手修过，好像跟她没有关系似的。

催：那她怎么修呢？家里人已经想了好多办法了，都没有解决。

潜：反正她有办法的，她自己修修就好了。（潜意识不容置疑的口气，明显在嫌她光站着看热闹不动手的样子。）

催：好的，让如霜去试试看吧。请问您是她的潜意识吗？

潜：我不知道我是谁，或者我并不介意你怎么称呼我，但是我知道，我可以帮助到她。（一般这样说话的，都是更高层级的意识，他们没有名字，也不太在意我们怎么称呼。）

催：那她以后怎么样可以直接与您保持沟通呢？

潜：我觉得我们可以沟通了，我与她的距离已经越来越近了。她听到过我的声音就会记住这种沟通的感觉。她确定了我的存在，就可以不再拒绝我了。

催：请问刚才出来说话的那个小孩是谁呢？

潜：那就是她自己啊，她就是那个样子的。快乐的、没有长大的孩子。

催：那您还有什么话要对她说吗？

潜：不要去"克服"，不要去"坚持"。当你感受到内在指引的时候，只是去做，顺着心意去做。

催：谢谢潜意识的指导！

四　余韵尾声

催眠之后，如霜承认，关于下水道的问题，这半年来，她只是一个旁观者，并没有真正行动起来解决问题。但是一个下水道到底要怎么修呢？家里人已经把各种方式都试过几遍了，她有一种"报国无门"的尴尬。

大约十天之后，她做了一个很清晰的梦。在梦里，不知道是谁在说，或者是自言自语，修这个下水道要依据什么样的原理，用什么工具，注意什么问题，最后好像还有一个身影把修下水道的过程演示了一遍。然后她就醒了，一看是三四点钟的样子。

如霜按照梦的指引，花了十块钱去买了一个疏堵马桶用的皮塞子，把通向下水道的其中一个地漏用布堵起来，用皮塞吸压另一个地漏。所有这些步骤完全按照是梦中的指引。梦中解释说，之前用的都是往里捅的方法，捅不开，就反其道而行之——往外吸。吸了大约十来次，她试试有没有效果。"哗！哗！哗！"一桶水竟然很顺畅地下去了。啊！简直无法形容当时的心情，惊讶，意外，兴奋，感激，总之是不可思议！如霜不知道要感谢谁，难道真的是潜意识在梦中给了她指引？！

催眠师说

　　一个人长大之后的很多问题，归根结底，都是根源于他小时候的经历。很多人说：我小时候家里很幸福，没有什么不好的事情发生，也没有发生什么大事，哪里有那么多的伤害？

　　从这个例子可以看出，给一个小孩的内心留下阴影和伤害的，可能并不是一件惊天动地的大事，或者，它是一件在成年人来看是完全正常、平常的事。有些伤害发生时都是悄无声息的，让家长防不胜防。但是受到伤害的孩子，会在他之后的人生中一而再、再而三地表现出来某些问题。

　　在催眠中，这些当年受伤的场景会"自然"呈现，然后，换一个成人的视角去看待那些伤害的过程，或者用更高的意识状态再去解读这些场景，疗愈就这样发生了。同样的道理，站在更高的角度再一次经历曾经的创伤场景，那些所谓的创伤也会释然，很多问题也会迎刃而解，这就是回溯催眠的意义。

"我以为"是多么深的误解

引子

本文是我早期的一个催眠案例，整个催眠的过程，完整而经典，真诚而有爱。三个情景故事，有着完全不同的剧情风格：第一个是真切现实主义，第二个是魔幻象征主义，第三个结局翻转，出人意料。每个情景中，都有强烈的人生感悟和情绪释放。

当然，在与潜意识的对话中，不仅有潜意识的智慧解答和身体的瞬间疗愈，还有潜意识不同人格的自如切换和一为分二的深情表白。

一　与个案面对面

陆波是别人眼里典型的成功男人：他有着良好的教育背景、体面的社会身份、优越的经济条件和完整的家庭结构。但是他也有诸多不足为外人道的苦楚。

他在北京有好几套房子，任意一套房子也是市值过千万了。但是有的是因为太远，有的是因为上班不方便，有的是因为不是学区房，最后，一家人只能住在市中心一套两居室的房子里——妻子和孩子睡一个房间，来帮忙看孩子的岳父母睡一个房间，自己呢，长年睡在客厅的沙发上。有一天，四岁的女儿拍打着这张沙发说，这是爸爸的床。那一刻，他的眼睛湿润了，是的，自女儿懂事以来，他一直就睡在这里，没有睡过床。

陆波与妻子的关系并不好，很少有情感的交流，他们是最熟悉的陌生人，只是因为孩子一直没有离婚。陆波提到妻子，总是会说"孩子的妈妈"，让我一度以为他们是在离婚的状态。陆波说，他不会和妻子离婚的，因为这是他女儿的妈妈，女儿需要她的妈妈。在这样压抑的婚姻情感之外，陆波有几段蜻蜓点水般的感情和偶尔的千金买笑的经历。

他本以为生活会很好地继续过下去，直到半年前女儿的病，完全打乱了他的生活秩序。他扔下公司的经营管理，迅速筹集资金，不顾一切地带着女儿到处看病。他查阅外文的医疗学术资料，带着孩子去美国做了最先进的医疗检查。等待手术期间，他四处烧香拜佛，寻访高人，尝试了各种传统的治疗方式。就在这样的慌乱和无助中，陆波听说了量子催眠，毫不犹豫地来到了我面前。

陆波觉得自己要集中精力工作赚钱，更要集中精力带孩子看病，哪一样都不能放松。虽然是有些家底，但是，他不知道需要多少钱才能把孩子的病治好。他觉得自己太累了，支撑不下去了。他希望明白自己为什么他会经历这一切，他想得到一些指引，看清生活的真相，不仅为女儿，也为他自己。

二 情景回溯

情景一：

我看见我在山里面，周围全都是山，石头的山。我是一个将军，四十多岁，手里拿着武器，好像是一支长矛和一个盾牌。我穿着盔甲，骑着一匹马，不知道在寻找什么。我看见了一块石头，我把它捡起来拿在手里看了看。阳光照在我的身上，很舒服。

我感觉我是在古代的中国。我在营地里走来走去，周围都是我的士兵，他们都在休息。我看到周围很多马在跑来跑去。我进到了帐篷里，帐篷很小，有一个人躺在里面。他是一个中年的男人，好像受伤了，有一支箭射在了他的腹部。我看着他说："你还坚持得住吗？"他没有反应。我从帐篷里出来了。我突然感到好多的箭向我射过来。我发现周围的很多人都中箭了，我也中箭了。我一屁股坐在了地上，又倒下了……

我死了。……我躺在路边，身上中了很多箭。有一支箭正射在了我的胸口。我真的很没用，我救不了我的朋友，躺在帐篷里的那个人是我的朋友。（这时，个案开始大哭起来，一边哭一边懊悔。）我真的很没用，我只有无助和痛苦，我连自己都救不了，不用说救别人了。

情景二：

我看到在破旧的村庄里有一个孤独、贫穷的老女人，她没有家，也没有家人，她一无所有。

我看到了这个女人年轻的时候——我坐在一个亭子里的一张石头桌子边上，感觉我在等人。这时，一个小女孩朝我走过来，她带着一个披风。走着走着，这个孩子就变成了一只熊，黑黑的一只小熊。它一直朝着我吼，好像向我要什么东西，它的旁边还有一只大熊。他们一直在朝我吼。……它们离开了，大熊带着小熊离开了。我看见亭子边上有一个很大的竹林，它们回到竹林里去了。我偷偷地跟在它们的后面，看着这一大一小两只熊走到了竹林里。我看它们俩开始悠闲地吃起了竹子，我很开心。

我又回到了那个破旧的村庄里，我已经很老很老了，牙齿都掉光了，稀疏的头发乱成一团。我拄着一根竹子的拐杖，坐在墙根下的石凳上，我看着屋檐上的一个什么东西。我就这样死了，但是想到那两只熊在那里悠然地吃东西，我感觉很满足了。

情景三：

我是一只白色的鸟，在一片芦苇丛中找东西吃。在我的周围，还有其他的鸟，还有黄黄的芦苇叶子。忽然，我发现有一个人拿着猎枪瞄准了我，他就在那里一动不动地瞄准了我。他戴着草帽，帽子压得很低，我看不清他的脸，但是，我能看到他是一个左撇子。他在那里握着枪，一动不动地在瞄准着我。我特别想看清楚他是谁，但是我一直看不清。这时，我发现边上有一条蛇朝我爬了过来。好可怕呀！……蛇紧紧地缠住了我的腿。我无法飞起来。我动不了了。蛇把这只鸟缠得紧紧的……我感觉鸟被蛇咬死了。（催眠师：在这个死亡的过程，个案从第一人称自动换成了第三人称，没有直接经历被缠住窒息的过程，而是旁观了这一过程。潜意识的安排总是恰到好处。）我好害怕，好难过，我的同伴们都不见了。我以为我会死在猎人的枪口下，没有想到是这条蛇缠住了我。看来，真正的危险是看不到的。

三 与潜意识对话

催：您为什么要让陆波看到情景一中的将军这一世？

潜：他的心脏不好。因为那一世他是被箭射在了心脏上死去的。

催：现在他的心脏有问题吗？

潜：他的心脏经常疼。这是他那一世的伤痛。

催：我们知道任何伤痛都是可以疗愈的。看到了这个原因，您可以帮他疗愈一下吗？

潜：可以的，他现在就不疼了。（个案醒来之后跟我分享，当他被箭射中之后，心脏就一直不舒服。说完这句话，他的心脏一下子就不疼了，真的是瞬间变化。）

催：他的那个好朋友在他今生中出现了吗？

潜：是的，是他的女儿。他们在那一世出生入死，非常要好。这一世，他和他女儿的关系非常好，他非常在意他的女儿。

催：是的，他想知道自己为什么这么在意女儿。

潜：在那一生，他的朋友走掉了，他也死了。所以，这一世，他怕他女儿有问题，他也活不下去了。因为救女儿也是在救他自己。

催：他已经尽力了，可是女儿的病还是没有好，为什么？

潜：他的这些努力，对他女儿的病是没有直接帮助的，但他女儿可以感受到他的爱。（这时，潜意识忽然变成了陆波女儿的口气，来跟我们说话。）

女儿：爸爸，你要相信我，我会好的。爸爸你不要伤心，爸爸不哭，爸爸你坚强一点，因为你伤心我也会很难受的。（这个场景很特别：个案的情绪反应，如流泪、抽泣、感动，是爸爸的角色，说话的口气、内容是女儿的角色。我坐在一边，感受这一幕人间真情，不得不泪下动容。）

催：嗯，你能不能赶快好起来，哪怕好一些，让爸爸看到希望？

女儿：不用一点一点地好起来，会一下子、一瞬间就完全好了。我只是想跟爸爸开一个玩笑。我会一下子好起来的。爸爸，你不要灰心！你只需要相信我，虔诚地为我祈祷就好了！

催：你能够感到爸爸已经有些灰心了，不相信你会好起来了吗？

女儿：是的，他不相信我真的会一下子好起来。我只是跟爸爸开个玩笑，我会好的，我是个孩子。（说完这些话，女儿的潜意识退去。换成个案小我的意识对催眠师说：我看到她跑开了。）

催：我可以继续和陆波的潜意识对话吗？

潜：好的。

催：陆波一直觉得女儿生病是因为他做了一些不该做的事情，所以一直特别自责，女儿生病是这个原因造成的吗？

潜：不是的，让他放轻松就好了，

催：谢谢潜意识的回答。您给陆波看的第二个情景是想告诉他什么呢?

潜:放下吧,人生是孤独的。他放不下他的家庭,特别是他的女儿。为了他们,他失去了自己。没有你,孩子和妻子都会过得很好的,就像那两只熊。孩子是孩子,妻子是妻子,不要太多地关注孩子,自己终究是自己,他因为家人忘记了他自己。

催:潜意识能给陆波一些建议,让他理解如何好好地爱自己吗?

潜:他看到了那一世,理解了那个场景,他就知道了,就会去做了。那两只熊,一大一小,就是他的妻子和他的孩子。你看她们没有你的时候,她们也会过得很好。你不再给她们食物,她们没有食物,她们会自己找到食物的。

催:可不可以这样理解,陆波自己觉得,他必须为这个家庭提供经济支持,保障家人的生活条件,所以他一直很累,去做了很多自己不想做的事情。当他不再觉得必须委屈自己,为家人提供经济支持的时候,妻子和孩子也会生活得很好。她们有自己的方法。

潜:是的。

催:您给他看到一只鸟的场景是想告诉他什么?

潜:那个猎人就是他的妻子,蛇是其他的人。这就是他要面临的困境,赶紧飞走吧,离开那个地方。

催:嗯,我想他今天愿意来到我这里,就证明他已经想改变他之前的生活状态了,能不能告诉我,他在这之后最大的改变是什么呢?

潜:他会更加关注自己的内心。

催:嗯,如果他改变了,真正的开始关注自己的内心,他的生活会有什么改变吗?

潜：会的，其实那个猎人，也就是他的妻子，并没有想要伤害他。只是他觉得会伤害到他。

催：是这样啊！（催眠师也恍然大悟。猎人并没有开枪伤害他，只是他自己觉得被瞄准了。）他明白这一点后，这个故事会有另一个结局吗？

潜：其实这个故事是这样的：猎人举着枪，一直在关注着这只鸟。猎人看到一条蛇向这只鸟爬了过来，他把枪口指向了那条蛇，开枪打死了那条蛇，鸟儿听见了枪声惊飞到了空中。……那个猎人含着眼泪看着这只鸟。过了一会儿，这只鸟盘旋着飞了回来，站在了猎人的肩膀上。这个猎人对这只鸟说："我拿着枪并不是想伤害你啊，我其实一直是在保护着你，怕你受伤害。我早就看到了那只蛇，我只是想打死那条蛇。"（说到这里，个案开始撕心裂肺地大哭起来！如同一个受到惊吓的孩子，或一匹受伤的孤狼。）……多么深的误解啊！（个案百感交集地说出这句话！那一瞬间，催眠师也不禁泪目！）

鸟儿一直站在猎人的肩膀上，它现在不想飞走了，它要留下来，一直留下来陪伴着猎人，为他唱歌。有了猎人的保护，鸟儿想飞就可以在空中飞一会儿，想停就在猎人的肩膀上停一会儿。

催：多么美好的画面，多么圆满的结局！猎人有没有说话？

潜：没有。猎人只是把肩膀让给鸟儿停留，让它可以随时停在那里。

催：真正的沟通有时是不需要语言的。

潜：今天他看到的这些，如果他懂了，他就会明白，他从这里走出去之后会有一个改变，他会重新去面对他的妻子。他会知道他的妻子一直在保护他、支持他，而不是他之前认为的样子。

催：他的妻子也会感受到他的变化吗？

潜：会的，其实他的妻子比他更敏感，他的妻子会第一时间知道的。

催：在催眠结束之前，您能给他一些建议和祝福吗？

潜：要珍惜自己，爱惜自己，每个人都可以活得很好，不用去为别人担心。好好地爱自己。

催：好的，非常感谢您的建议和祝福。今天就到这里吧。

催眠师说

生活中，有多少人活在"我以为"之中？

而往往，这些"我以为"与事实的真相离着十万八千里！

我们有多少烦恼，是"我以为"带来的，

我们有多少决定，是从"我以为"出发的。

有多少时候，我们感觉别人伤害到了我们，其实，那只是我们的感觉而已，与别人无关。

领导自己

引子

做好自己，引领自己。

不要旁顾左右，不要拿自己跟别人比较，这样你就不会因为低人一等而感觉自卑痛苦，也不会因为高人一等而心生傲慢。我们每一个人都是平等的、平凡的，同时，也是伟大的！每个人都是独特的，每个人都是有自己的道路，每个人只能以自己的方式体验自己的生命。

这些话，说起来很简单，做起来却好难。且看一场催眠是如何展现这个主题的。

一　与个案面对面

张立在从一份工作向另一份工作转变的过程中，他有很多模糊不清的感觉在困扰着他。

他觉得自己特别想当头头，哪怕是一个部门的领导，但是他又觉得不是当领导的那块料，担不起责任。

他觉得自己是一个很好的执行者，能把决定的事情安安稳稳地落地。但是他又觉得委屈，总在为别人做嫁衣裳。

他感觉有一个声音要求他按部就班、丁丁卯卯地努力工作，另一个声音又无限地抗拒这种工作的节奏。他无数次想放过自己，让自己混混算了，又害别人觉得他没有能力、没有本事。

他觉得自己要是想做，还是有能力做得很好的。他不想把第一份工作中这种黏乎乎、说不清的感觉带到第二份工作中来，他想改变自己的现在这种状态，但是又觉得懒得改，不知道怎么改。

几分自卑，几分清高。这其中，剪不断理还乱。我也想知道催眠中会展现什么，潜意识会怎么说。

二　情景回溯

还好，进入催眠状态，一切描述也变得清晰和条理了起来。

情景一:

我在一个草屋的院子里,正准备离开,因为我觉得有很多东西值得我去体验。(催眠师问:要去体验什么?)看过大海大河,走过草地,经过雪山,一直向前走。不去经历,怎么知道前面是什么呢?人其实什么都不想要,经历过就拥有了。也就是说,我们所拥有的,只不过是一种体验罢了。所以,我想要到处走走。

我走过了很多的地方,看日出日落,看星星,看很多之前没有见过的事情。我发现我就是一个背着书包的小男孩,到处走走,来体验人生。我看到的都是自然的风景,一个人都没有,也不觉得孤单,因为大自然太美了。行走的本身就是一种意义,只有走才能发现意义的所在,才能发现风景。在原来的小草屋里,虽然生活平静,但是没有什么意思,也看不到什么东西,所以要走出来。

我从一个小男孩走成了一个中年人。我一直走,成了一个老头。我的一生都在行走,只有行走才会让人变得丰富。人们一般太重视人与人之间的关系,其实人与山川风景之间的关系,更让人变得丰富。只跟人打交道,心事会越来越重,心态封闭,只有跟大自然在一起的时候,人才是开放的。你们都经历得太少了,你们在原地待得太久了。(催眠师:可能人们还没有想清楚怎么走,去哪里。)人总是先思考再行动,但走出去才知道沿途的风景哪里好。朝哪个方向都有风景,方向并不重要,每个方向都有收获。

我在院子里的时候,你问我要不要去屋子里看看,这就是你的思维习惯。你为什么不问我要不要走出院子去看看?(大笑)屋里永远都是小的,走到外面,世界才是真正的大的。(让催眠师先擦一把汗……)

我这一生结束了，老头死在了行走的路上。没有亲人，没有朋友，但是一点也不觉得悲伤。没有一个人的人生不是死在旅途上呀！回顾这一生的收获，只有行走，才能让人生变得更丰富。尝试着经历，才是最重要的。

情景二：

在森林里，我遇见了一个白胡子的老头儿，他静坐微笑。长长的胡子，白白的眉毛，白白的头发。他坐在那里笑，像个老神仙。（催眠师：他要告诉我们什么？）他说，你们都在追求却又不得方法。

白胡子老头在我的面前一划，变出了一条河来。他说，世人都想过这条河，你们也在试着怎么才能过河。直接走过去？坐船过去还是用其他的办法过去？其实，过去的方法并不重要，只要你的心在对岸了，你的人就已经过去了。就是因为你们的心还一直放在河的这边，所以，无论用什么方法都过不了河。

（催眠师一头雾水地说：再解释一下好吗？）只要你真正想过河，你要把心放在对岸，你觉得你已经在对岸了。而不是把精力放在找一种什么样的方式过河。你现在过多地考虑方法的问题，其实方法是最不重要的。

（催眠师感觉似懂非懂，这需要慢慢地体会。）条条大路通罗马。我们重要的不是选择哪条路去"罗马"，而是要知道去"罗马"之后做什么，目的是什么，要经历什么，而不是要在选择去"罗马"的道路上花太多的工夫。因为去罗马的路太多了，我们都在选择中迷失了自我，忘了出发时的目的。

三　与潜意识对话

虽然在前面情景回溯的过程中，很多观点已经很有智慧了，我还是要正式邀请潜意识出场，与我对话。

催：您为什么给他看第一个情景？

潜：经历才是最最重要的，至于经历什么，朝哪个方向走，不是最重要的。

催：他现在正要进入一个全新的工作领域，但他也很失落，觉得做什么都做不到最好，做不成领导者。

潜：他想做领导者？

催：他也不是想做领导者，就是觉得有心理落差，而且，这种情绪会影响到他，他也不知道怎样才能很好地处理这种情绪。

潜：这种落差来自于哪里？是因为有私心。心里落差是怎么产生的，落差就要有一点和另一点呀？他觉得协助者不好，领导者才好。他觉得协助者更多的是幕后工作者，落实别人的想法。事情成功之后，荣耀与他无缘，有种不被重视的感觉。他一直觉得自己不被别人重视。

催：对，但是他也觉得自己只能做协助者，当不了大领导。

潜：其实，他的心理落差来源于现实社会对成功的定义和灵性世界里对成功的定义。世俗社会认为最大的成功者是领导者，但他又想按照自己真实的状态去工作，去找到自己合适的位置。所以，他觉得自己与成功无缘。他的落差在这里。要知道，协助者也是有功劳的，很多事情没有协助者是无法成功的。他一方面认同世俗社会中成功的定义，另一方面又认同了灵性法则里对成功的定义，所以，他比较纠结。

催：如何超越这些看起来矛盾的标准呢？

潜：坚定自己的标准。如果你从内心觉得不是只有领导者才是唯一成功者，你就不会有这种痛苦。其实他从内心很接受协助者这样的角色，他只是怕周围的人不认可他。所以，他还是很在乎别人对他的评价。如果他的内心十分强大，就不会有这种心理落差了。

催：还有一个问题，他觉得做事没有激情。

潜：所以，他才这么胖，这些问题都是相通的。懒惰，没有激情，肥胖，待在原地不动，不喜欢到处走，是因为缺乏探险精神。没有开阔的思路，对自己要求不严格，是因为缺乏特定的目标。如果他觉得现在的生活还可将就，他就这样一直下去。如果哪一天这种生活他过得有些烦了，那就是他开始改变的时候了。

催：他说他特别不想改变。

潜：是的。以前的努力，都是环境逼迫的，要读书考大学，要找工作谋生，都是没有办法，只能改变。现在生活还算过得去，忽然就松懈下来，想喘口气，什么都不想干。如果他自己现在真心想改变，那种感觉是不一样的，现在的这种改变是他自己的选择。——在他还没有想好要改变的时候，谁也推不动他。要让他明白，他可以选择改变，也可以原地不动，没有人逼迫他。他可以停下来一段时间试试，发现真的没有外力逼迫他的时候，说不定他就可以行动起来了。

催：让他知道，他可以选择待着不动？

潜：可以啊，待着不动也是一种体验，努力工作也是一种体验。如果以游戏的心态来看待工作，就不会这么痛苦了。放松下来，看看会怎么样吧，再坏也不会比现在更坏了。辞职换工作，就像你一直在草地上生活，你待得有些烦了，你会想去海边走走，去高原上走走，你会看到不同的风景。如果你觉得草地上待着也不错，那就继续在这里待着，而不是说，如果在草地上待着，会被老虎吃掉。如果那样，离开草地时会带着一种恐惧和不安。

催：他的确觉得自己是带着恐惧和不安离开上一个团队的，又怕不能很好地融入新的工作团队，怕被边缘化。

潜：他好像已经习惯了强迫自己在工作中去做一些事情，但是并不是他真正想去做的。他可以选择每天跟不同的同事聊聊天，看看会有什么结果。他可以做游戏来体验，看看会有什么事情发生。这些都是体验，没有恐惧。你做或不做，都是一种选择。而选择，是自由的。去体验，而不是埋头辛苦的工作。你看到的问题，都是你想看到的。

催：他现在很迷茫，不知道后面的路怎么走，该做什么？

潜：他现在正在做啊！

催：他觉得自己什么都没做。

潜：他做了，他的问题在于自信心不足，觉得自己后面的路很难，其实不难，所有的一切都已经安排好了，只要顺着走下去就行，相信自己就好了。

催：如何让他相信自己？

潜：放下心来，他的心放得有点高，处在一种迷茫的阶段，他前面看到的是雾，但看不到太阳，需要他自己找到那个太阳，把路照出来，雾散了路就清楚了。

催：如何找到他的太阳？

潜：他的太阳在北京，等着就行，会有人对他说正确的话，做出正确的事，他相信那是对他的安排就行了。

催：他打算九月份去杭州上一个课，还去吗？

潜：让他不要想那么多，想是错的，你的身体想怎么做，你的直觉想怎么做，你就怎么做。……等会儿，我链接一下他的状态。……他的心思好重，心思好重。（天啊，直接扫描，直接出结果啊。）

催：这是他一直以来的状态，他也想改变这种状态。

潜：是他自己给自己的负担，本来没有什么负担，他只要自己把包袱放下就行了，没有其他事情。放下包袱的时候，多和简单的人在一起，不要和复杂的人在一起。与愿意用直觉说话的简单的人在一起，他会得到最真实的话语和最真实的状态的反映，从而得到的经验让他把包袱放下。我知道，他也努力了，但他自己放不下。他需要别人的话语、别人的身体语言、别人的眼神动作，去提醒他把包袱放下，他需要多一些这样的人给予他对的建议，然后让他放下包袱去做事情，类似这样的人都是太阳，照着他前面的路一直走，相信他自己的直觉，去做就对了，把他的心放下，现在他的心抬起来了，太累、太累、太累。

催：这就是他自己一直以来的问题，想去杭州学习主要也是为这个问题。

潜：课程本身并不一定能解决他的问题，有可能课程中遇到的人能解决他的问题。即使不能参加这个课程，这样的人依然会出现，不用担心。

催：这就是给他看第二个情景的原因吗？

潜：是的。不要太在意具体的方法，只要目标在那里，方法都是随缘显化的。只要方向在那里了，会有各种各样的方法让你到达目的地。

催：他真的有一种被困住的感觉。

潜：他要相信自己的能力，他的直觉能力和感知能力是很高的，要相信自己。相信了，他在这条路上就会走得非常好，他做任何事情，都会有相应的人跟他做配合，不用担心。即使是在这个时候还没有出现，那只是他个人的调整还没达到一定的水准上，这个人还不能出现，所以还需要继续调整自己的状态，他的状态好了，以后配合的人自然就会出现，不用担心，所以必须要去相信自己的能力和实力，把心放下，放下，时刻地放在地上就行了。

催：他一直想问改变的契机在哪里？

潜：他等着就行了，会有契机，像上课一样，会有契机让他去上课，会有契机让他去联系，会有契机让他有电话沟通，会有契机在网络上认识。但是目前来说，他不愿接触新的人，内心存在着清高和恐惧，所以他必须面对自己内心的问题，通过接触一些新的面、新的人，认识新的事，通过这些东西去完善他内心所谓的思考，其实没什么可思考的，他就是想得太多了，放不下面子，大男子主义太强。最近发生的事是在给他敲警钟，这个警钟就是告诉他，他不是那个他所想象的样子，他也不用做到他所想象的那个样子，他就是他，不要把自己想得过于高，不要把自己想得过于低，他就是他，平凡，平凡，就是平凡，记住这两个字，从而他的内心会越来越高大，他会越来越知道平凡不是低，平凡不是我帮助不了别人，平凡不是我低你一等，平凡是最伟大的，平凡是他这一生要做的课题。

催：他一直纠结自己做什么事都不是领导者，不是核心和焦点，都是协助者、帮忙的，他经常为这事儿而失落。

潜：每一个人既是协助者又是领导者，这就是为什么我要说"平凡"

二字。每一个人都是领导者，每一个人也都是协助者，这个意义在于现在的事情处于什么样的面，什么样的点，每一个人所做的工作是不同的，所以找到自己专长的那一面，而他的内心会指引他应该走向什么样的路，会成为他心中的领导者！领导者不是我去领导别人，而是领导自己，你是自己的领导者，同时又是别人的协助者，去协助别人成为他自己的领导者，你一定要记住你的课题是平凡，通过平凡而去领导你自己，从而协助别人领导他自己。

催：他从小就觉得自己很自卑……

潜：他总在想着帮助别人的过程自己是很委屈的，因为这种委屈是因为他自己觉得我还没有达到这种程度，为什么要去帮助你？其实，他在帮助别人的同时，自己也没有在原地不动，他帮助的每一个人对他来说都是一次清理和提升，这种提升是无知、无觉、无味的。但是，他会发现每一次帮助别人，他的层次、他的观点会有所不同。如果他观察到了这一点，也就不会再去抱怨，不会再觉得委屈。所以，等他发现可以每次帮助不同的人的时候，发现自己的觉知力有所提升的时候，他就不会再委屈了。需要把以前的委屈再释放一下。对于他来说，释放的最好办法不是躺在那儿大哭一场或者休息睡觉，而是去运动，必须要运动直到出汗。他适合跑步，每天跑步，很快就会好了。每天运动、每天跑步，用跑步的方式或者其他运动方式发泄。

催：我大概明白了。

潜：好了，他没有问题了，他知道该去怎么做了。

催：谢谢，今天就到这里吧！

催眠师说

催眠之后，个案感慨颇深，收获亦多。他主动把催眠的文字版整理出来，要我分享给像他一样平凡的人，像他一样从来都觉得不自信的边缘人。他说，反复听了录音，觉得走路腰杆都直了。——领导不了别人，先领导自己。

其实，利己和利他永远是一体的。领导好了自己，也会协助别人成为他们自己的领导者。

附

录

APPENDIX

（对于了解催眠很重要）

一场个案与催眠师的共舞

我的催眠导师说过一句话：一次催眠的疗愈效果，90% 取决于个案。

我的催眠导师还说过一句话：没有不好的个案，只有不好的催眠师。

在很长的一段时间里，我都无法把这两句话融合到一起。如果说催眠的效果 90% 都取决于个案，那为什么还说没有不好的个案，只有不好的催眠师呢？到底，一次成功的催眠终究取决于谁呢？

这个问题困扰了我好久，直到有一天，我看了一场名叫《无问西东》的电影，一切才有了答案。

上篇

我的一个朋友来找我做催眠。

我们认识好久了，她一直在关注我的工作和生活状态，我对她近期七零八落、一地鸡毛的状态也有些了解。好久不见，格外兴奋。谈天说地，连东带西，随意说开去。我们忽然谈到之前她介绍一个亲戚来找我做催眠的事。

我记得那一次给她亲戚催眠的整个过程很顺利，完整而流畅。我记得很清楚，潜意识给她展现了三个特别唯美的场景：一个女孩在湖边荡秋千，一个男孩躺在大树底下看天空，一个女孩站在小溪里吹泡泡，都是孩子在大自然的怀抱中无拘无束的场景。后来潜意识也直接给她做了一些能量的疗愈，并提了一些很好的建议。

我问朋友她亲戚的近况。她很淡定地说，她没有什么根本性的改变，这也是在她的意料之中。我有些惊讶，不是惊讶个案没有什么根本的改变，而是惊讶这一切在我朋友的意料之中。我问她为什么你这么有把握。

朋友说，因为我这个亲戚以前没有听过催眠，也不相信催眠。她同意来找你做催眠是因为我的强烈建议。我这个亲戚一辈子凡事都顺从他人，从来不会违逆别人的安排，她的婚姻也是父母包办的，做什么事都宁肯委屈自己也不让别人难过。我其实心里明白，她同意来做催眠，就是为了不让我失望，觉得我给她联系好了，她要是不来，我会失望的。虽然我了解她的性格，我还是希望她的身体有些好转，抱着试试看的态度让她来找你。总之，我没有指望这次催眠对她有啥根本的改变。

嗯，我记起给她亲戚做催眠时的一个细节。我把她带出催眠态后，她睁开眼睛的第一句话是说：耽误了你这么长时间，你快回去吧，家里两个孩子还等着你呢。我当时就哭笑不得。可见她时时处处都在为对方考虑，从来不在乎自己的需求，自己的利益。这是她的思维模式，她还没有从内心想改变这种模式！

我跟朋友说，我提醒了好几次要让她回去听录音，她总是说，好好好，不知道最后听了没有？朋友直截了当地说，肯定没有听，我敢保证。我问，你怎么知道的？朋友说，她回去就没有主动再跟我提起催眠的事。我无话可说，只有一声叹息……

我觉得这是一个很好的切入点，我看着朋友的眼睛，认真地问她：你说她没有准备好通过催眠改变自己，那你呢？

朋友抬起头，坚定地看着我说：我跟她不一样，我了解你，也关注催眠一段时间了。我知道催眠可以帮助我，因为我感觉自己已经沦落到尘埃里了，没有退路了。此时，我感觉潜意识的能量已经临在了。我说，好的，我们可以开始了。

后来的一切都特别顺利，甚至出乎我的意料。这是我多年来催眠经验中比较特殊的情况，没有刻意的铺垫，也没有用专门的引导词语，我的朋友瞬间进入了深层的催眠状态了。

那天晚上，我看到那位朋友在朋友圈里发的照片，她笑得很美，甚至惊艳到了我，认识她这么多年，从来没有见她这么美过。我看到她的内在有一种力量渐渐升腾起来，心底的自信在眉眼间洋溢，感觉她终于走出黑暗，破茧成蝶。

我后来反思，为什么同一位催眠师，同样的理念和态度，催眠的效果会有如此的不同？大概最关键的就是个案的心态，个案是否下定决心要选择一种方式寻找答案，启动一个仪式开始新的旅程。这种从内在想要改变的心态，一旦选择做催眠，就决定了个案对催眠的信任和对催眠师的信任。信任就会放松，放松，一切的能量才可以顺畅地流动起来，才能让一切流经自己，让过去过去，让幸福到来。

所以，我相信，个案的心态是最原始的动力，一次催眠的疗愈效果，90%取决于个案。我不止一次地对我的个案说，催眠的收获在于一个人在催眠过程中的信任和敞开的程度，越信任，越敞开，收获就会越大，越有机会通过一次催眠解决问题，创造奇迹。我对这次催眠的效果只负10%的责任，那90%都由你来解决！

下篇

《无问西东》这部电影里有一个很重要的承上启下的桥段：在王敏佳的墓前，陈鹏对李想说："你怪她没对你真实，可你给她对你真实的力量了吗？"这句话，可以说是醍醐灌顶，让我当下澄澈。我觉得，每一个催眠师在面对个案的时候，都应该把这句台词琢磨一下。——"你给她对你真实的力量了吗？"

没错，一次催眠的疗愈效果，90%取决于个案，取决于个案对催眠和催眠师的信任程度，取决于个案对过往经历的真实再现和隐秘情绪的真实表达。但是，现实是，我们每个人早已在千锤百炼的生活中把自己真实的内心裹上一层又一层厚厚的茧，带上一层又一层伪装的面具，习惯性地时刻防御别人的指责和批判，害怕自己早已脆弱的心再一次受到外来的伤害。即使个案对催眠有一定的了解，对催眠师有一定的信任，他也特别想解决问题，改变现状，但是个案是否能把自己内心最深处的挫败、绝望、纠结、无奈、无助这些脆弱的情感暴露在催眠师面前，决定于个案是否相信催眠师会成为那个为她"托底"的人，永远都不会嫌弃她、抛弃她的人！

现在，催眠师忽然对个案说，我可是先告诉你啊，这次催眠的效果90%都是由你决定的，你最好打开你的心，讲出你的故事，我保证这里没有任何东西可以伤害到你。——你这么说个案就会相信吗？让个案相信催眠师，催眠师怎么也要先给个案相信自己的力量吧！

这种力量来自哪里呢？来自催眠师自身的真诚、放松、笃定，来自催眠师对个案的允许和接纳，来自催眠师对潜意识的信任！

当催眠师要求个案真诚的时候，催眠师是否做到了真诚？当催眠师要求个案放松的时候，催眠师是否做到了放松？在面谈的时候，催眠师做到了几分真诚几分放松？就像催眠师一直在观察个案一样，个案也在看着催眠师。你的一点点紧张和不自信，其实个案也能看在眼里。个案如何去相信自己已经在紧张状态的催眠师呢？

相反，一个优秀的催眠师所展示出来的真诚、放松和笃定，可以带动个案迅速进入自己的角色——开始真正地心向内，重新审视自己的经历、自己的选择。

我在刚刚开始做催眠的时候，真的是会紧张的，特别是知道对面的个案是成功的企业家，腰缠万贯；对面的个案是大学问者，饱读诗书；对面的个案是修炼者，自有神通。在面对他们的时候，我会紧张，我想知道他们会怎么看我，他们觉得我是不是一名合格的催眠师。

直到有一天晚上，我在跟源清闲谈我的这些紧张和不自信的时候，他说：在面对催眠个案的时候，不要因为一个人的政治头衔、社会地位、名誉身份、经济条件、受教育程度而让一个人的本来面目变得模糊。当红的明星、隐退的高官、江湖术士、贩夫走卒，也终究不过是一个人。催眠师在面对个案的时候，看到的，不是名片上的那些头衔，不是银行卡里的那些数字，而是或羸弱或发福的身体，或愁苦或焦灼的脸庞。然后再进一步，当我们把一个人的外在形貌层层剥落的时候，我们面对的是一颗赤裸裸的心。这时候，我们是平等的，没有高低贵贱，没有老幼尊卑，有的只是一颗心对另一颗心的陪伴，是一个生命对另一个生命的映照。这样的相遇是难得的，这样的时刻是永恒的。

深夜，听完他的这段话，我忽然从内心升腾起一种无名的力量，我忽然觉得作为一名催眠师，我可以去面对任何社会角色、经济条件、地位名誉的人了，因为当我们以更高的视角去看这些身份标签的时候，会明白这些身份只不过是一个角色的自我扮演而已。抛却世俗的滚滚红尘，他们跟我们一样，都有一颗渴望温暖的心，一个追求成长的灵魂。或许这个心已经被社会的尘埃蒙蔽了，或许，这个灵魂从源头出发太久，已经忘记了他来时的路，但是，我们终究可以拂拭、擦亮、安慰、点燃，让这颗心再次焕发出它的光，让这个灵魂再一次记起他是谁……

在接下来的交流中，考验的不是一位催眠师交流的技巧，而是关乎一位催眠师的心量，简单地说，就是允许和包容！催眠师越是允许和包容个案所表示的一切，个案就越有可能展示出她真实的样子。在她真正地相信催眠师之前，她一定会小心翼翼地试探，决定她多大程度地给催眠师讲述自己的经历和感受。每个人在内心的深处无不渴望被理解、被关照，而真正可以让一个人把内心世界和盘托出，需要看看对方是否接得住这个盘。

在一个封闭的空间里，当催眠师和个案四目相对的时候，催眠师的能量场和个案的能量场就开始发生渗透和融合。随着面谈的不断深入，整个能量场就开始发生一些奇妙的变化。而催眠师能量场的稳定对于构建整个能量场有重要影响。

在上篇提到的那次催眠中，因为是给朋友催眠，所以，请出潜意识来解决完朋友的问题之后，还有足够的时间可以跟潜意识聊聊天。

我问潜意识：我这几天感冒了，身体不舒服，眼睛又困得睁不开了，我还担心会影响到今天的催眠效果呢，没想到今天这么顺利。潜意识回答说：身体不好，不会影响到催眠的效果，你的能量场一直稳定在那里呢。

我问：那如果不是对我这么了解的朋友，而是一个陌生的个案。对方从外地风尘仆仆地赶来，发现我今天又咳嗽又疲惫，怀疑我精神状态还没有他自己好呢，肯定会影响人家的印象啊，难道这也不会影响催眠的效果？

潜意识说：是这样的，催眠师身体不好这件事的本身不会影响到催眠效果。但是，如果催眠师担心身体不好会影响到催眠，那么这个"担心"就会影响到催眠的效果，因为"担心"和"害怕"影响到了你的自我认可，影响了你对这次催眠的信心，能量场就会产生波动，效果自然也会打折扣。

那么，一位催眠师如何才能笃定地允许和包容个案自由地、无限地敞开，不担心催眠不了怎么办，个案觉得没有效果怎么办，这就要求催眠师自己相信潜意识的力量！！！

催眠师本人真的相信催眠中潜意识的力量吗？真的相信今天的这场催眠冥冥之中是由潜意识主导和安排，让催眠师和个案在这一时空点上交会，开启一场伟大的灵魂探索之旅吗？你真的相信不管结果如何一切都是最好的安排吗？如果相信，催眠师就不需要那么用力、那么着急，允许个案按照他们自己的节奏慢慢地把自己呈现出来，允许个案经由一次催眠，从他的起点，成长到他适合的高度。催眠师退回到一个见证者和旁观者的位置，百分百地做好属于自己的10%——把自己敞开到无限大，去包容个案的任何可能；把自己变得无限的稀薄以至于透明，从而不会干扰潜意识的呈现。

没有不好的个案，只有不好的催眠师。所以，在我的导师朵奶奶的气场里，任何人都可以感受到她醇厚的智慧和无条件的爱，她给每一个接近她的学生或者个案真实的力量，在她的催眠中，瞬间疗愈的案例也司空见惯。

一场催眠是个案和催眠师之间的共舞，需要个案想要改变的渴望，也需要催眠师提供一个轻松的环境，包容和接纳个案，让个案可以从容展示自己真实的样子。当一切不委屈、不压抑、不伪装、不设防的时候，那股力量才可以把个案和催眠师共同带领到一个全新的高度，在那样一个高度，来俯视生活和工作中问题以及麻烦的时候，一切因果就可以了然于胸了。

催眠是一场高端定制的自我对话

人生，需要一场与自己的深刻对话。

与自己的对话，我指的不是自言自语，喃喃呓语，而是一场正式的、深刻的对话。我指的是在深层的催眠状态下，暂停日常的慌乱和匆忙，放下平时的戒备和紧张，与真正的、智慧的自己展开一场跨越时空或无时空感的对话。

如果，你体验过催眠，你一定会亲身体验到什么叫与自己的深刻对话。这些问答张弛有度，诙谐有趣，或举重若轻，或石破天惊，余音绕梁，久久回荡。这些对话可以解决你长久以来的困惑，开拓你人生的格局，提升你心灵的境界，让你接受一直以来无法接受的事实，明白这些事情发生的意义，并感恩那些人与事出现在你的生命中。有时候，你的头脑还没有明白那些对话的逻辑，还看不见它们与现实生活的关联，但是，你的生活已经开始发生了转变。

虽然我一直致力于分享催眠中对话的内容与智慧，但真的很遗憾，那些真实触动个案灵魂的体验是极难被全部捕捉和完美传递的。很多时候，催眠中一次平凡的"挖土豆"的情景故事会彻底改变个案的生活，几句平淡无奇的对答会让一个人彻底地终结痛苦，从痛苦中新生。即使我把这个过程"高清"再现出来，也很难如实地展现潜意识的智慧与催眠的奇妙，影响和改变有同样困惑的每一个人。因为，很多的改变，并不是从每个人都可以理解和接受的头脑层面上运作的。因为，一些看起来不痛不痒的对话，实在没什么新意的，甚至不如随便一篇心灵鸡汤文章的智慧浓度。

但是，你要知道，看不出催眠实录里的精妙，是因为我们永远无法真正地了解这次对话的个案，永远无法轻易看透个案内心的风景，永远无法感同身受他们内心的苦楚，包括一场催眠的主持人、见证者——我们催眠师也不能。所以，那些对话是个案自己需要的对话，是真正的属于他自己世界的对话，是高端的私人定制，是只为他而说！

很多时候，从表面上看起来一样的问题，却是由不同的原因引起的。而很多个案同样的经历却也会产生完全不同的结果。我们在被一个问题深深困扰，想要努力去解决这个问题的时候，潜意识却告诉我们，这并不是真正的、核心的问题。

我记得早期做过的一次催眠，个案所有的困扰都可以归结为一个字——钱。他觉得现世的诸多不如意，都是因为没有钱。因为没有足够的钱，所以不能贸然去转行做自己喜欢的工作，去开展新的业务；也因为没有足够的钱，不能去买房，在恋爱结婚这一终身大事上一直没有进展；因为没有足够的钱，不能孝敬父母，让父母安享晚年，相反，还要让父母继续工作，一起赚钱。总之，没有钱的生活，寸步难行，只能苟且当下，无心展望未来。

催眠会解决他没钱的问题吗？催眠会让他变得有钱吗？我也不知道潜意识会如何解答他的问题。进入催眠状态之后，潜意识帮他展现了三个情景：

第一个情景是阿拉伯的商人。他是做海上贸易的，经常从欧洲坐船来中国泉州，大风大浪都经历过。这一生最得意的事情是受到欧洲一个国家国王的接见。这一世中的很多细节都很真实，买卖香料的欧洲市场，变幻莫测的海上风云，商船的旗帜和桅杆等都如同亲历。

第二个情景中他是一个钢琴家，天赋异禀。他在音乐的世界里，从容辗转，挥洒才华。他的家人也都是精通音乐的。

第三个情景中他是一个职业攀登者，征服过世界上有名的冰山险峰，一直一个人四处流浪，体验巅峰之上绝世而立的成就感。

在催眠的过程中，我真的很疑惑，展示这样的人生经历，对解决他这一世的问题到底有什么意义。在与潜意识对话的环节中，我终于得到了答案。潜意识说，让他看到这些，是想让他知道，他曾经是多么的成功。不是因为没有钱，他才被困住了手脚，是因为他自己总是觉得自己不够成功，所以没有自信，不敢去努力开拓，积极争取。他看到这一切，会点燃他的信心，他知道这一生他一样可以做得很好。原来如此。一把钥匙开一把锁，一次催眠只为一个个案量身定制。

即便如此，我还是不遗余力地去写催眠故事，讲催眠感悟，为的是让有同样困惑的你，从别人的故事里约略瞥见自己的影子。他山之石，可以攻玉。或许，我的分享可以引起你心灵的一点点触动，感觉一点点智慧之光的温暖，让你看到人生的另一种可能、另一个方向。

但是，你最好还是亲自经历这样一次深刻的对话——无论是想解决什么问题，没有关系，那只是个引子！——从此，你就会站在人生新的高度上，俯瞰红尘。即使后来更加烦琐的、凶险的生活浪潮会再一次让你痛苦、让你彷徨，再一次让你遭遇灭顶之灾，那么你也会记得，你曾经到达过一个高度，看见过人生拼图的全貌；那么超脱淡然、闲庭信步的感觉依稀犹存。你也会知道，在你可以预期的人生道路之外，生命一定还有其他的可能性，而且也不比你期望的这条道路差呢。

你看见过自己的人生地图，条条大路通罗马。所以，你不会再害怕改变，不再会害怕有什么事情在你的控制之外。你会明白，在小我控制之外的人生，也在你大我的控制之内，而祂才是知道你最高利益的主导者。你也会明白，在一切你所不能接受的考验与磨难的背后，一定有让你惊喜的礼物藏在那里，等待你去发现！

所以，我说，人生需要一次与自己的对话，不管你是在追求中迷茫，在享乐中沉沦，在失败中气馁，不管你处在人生的哪个阶段，你都可以停下来，安静下来，与自己来一次深刻的对话，至少总要有一次这样无与伦比的人生体验。

人这一生，或走在熙熙攘攘的红尘人流中，或走在四顾无人的幽僻小径上，无论是四海皆兄弟，还是形单影相吊，人的内心无不渴望与自己相逢，与自己来一场深刻的对话，让自己在辉煌与荣耀中保持一份理智与清醒，在茫然孤独的岁月里依然感受到自己的陪伴、自己的精彩！

我三生有幸，以催眠师的身份，见证过很多人与自己的对话。在这场对话之中，我只是陪伴你进入另一个时空的场景，促成了你与你自己的见面。在这场对话之中，我只是那个"旁白"的声音，最多只是替你先向你自己说了一声："嗨，你在吗？"在这场对话之中，我为你而存在。在这一场对话中，我为你与你的相遇而不存在，因为这个世界，没有别人，只有你自己！

很多人会问我，像他这样的情况，会在催眠中看到什么，潜意识一般会怎么帮他解决问题。我觉得这是个好问题，我想说的是，每一次催眠都像是没有彩排过的大戏，个案和催眠师都不知道剧本是什么样的，演员有多少，个案在其中是什么角色。其间剧情怎样发展、怎样转折、怎样升华，结局如何，全都不知道。但一场大戏下来，总会完美落幕，一切都那么自然顺畅，没有刻意、没有造作。不禁让人恍然大悟、拍案叫绝。

　　每一次催眠结束之后，不但是个案自己，就连催眠师也会感到脑洞大开，异想天开，从中得到滋养和启发。那么，属于你的高端定制，会定制出什么内容来呢？反正，我是不知道的，这事儿是由个案的潜意识来负责安排。

　　像这样的高质量的催眠，高层级的对话，一生只需要做一次就够了。为什么只需要做一次呢？是因为我们在这一次催眠中，不仅仅可以解决当下的问题，更重要的是牵了一个线，搭了一座桥，让个案遇到自己的潜意识，感受到自己内在智慧的高度，感受到自己的小我意识和潜意识是一体两面的同在，这可以让个案找回自己的信心与力量，认识到自己是一切人生大戏的编剧、导演、演员和观众，建立起一种全新的、遇到任何的问题时，不再抱怨、不再外求、返求诸己的人生信念。而信念，决定了一切。

后　记

　　2012 年我成为一名催眠师，三个月后，我从出版社辞职，开始专职做催眠。

　　在反反复复的催眠与被催眠中，我原有的思维模式一次又一次遭到冲击，信念结构不得不一次又一次被拆撤重建。我不记得有多少次不得不捶胸顿呼催眠中情景回溯的巧妙与完美，不得不击节赞叹潜意识的智慧与伟大。

　　有一日，在奥林匹克森林公园，我与我的先生，同是催眠师的源清一边散步一边畅谈催眠中情景的安排是多么的精微奇妙，非人力所能及。他忽然停下来，站在我对面，看着我的眼睛，认真地说："我们这么感叹催眠的效果，是因为我们对催眠还不够了解，还不够信任！！！如果我们承认催眠就是那样，就应该是那样，那很正常，我们就不会一次又一次感叹了。"接下来的一瞬间，时间停止了，空气凝固了，静得可以听到我们彼此的心跳。

从那时起，我开始真正地踏实下来。之后做催眠，我也会感动，也会流泪，也会哭笑不得，也会惊讶到大脑短路、一片空白，但是，我内心知道，这些都是正常的，所有的意料之外都在我的预料之内了。因为我知道，我对这个世界真相的了解如同大海里的一滴水，在我认识的世界之外，有一个更宏大、更稳定、更有序的世界在按照它的节奏运转着，亘古不移。于是，我安然于自己的不知道，也安然于通过催眠发现的任何答案，安然于通过催眠达到的任何效果。

自从做催眠师以来，我仿佛进入了一个奇异的世界，我遇到了太多有趣的人和有意思的事。我迫不及待地想跟更多的人分享跌宕起伏的催眠故事，充满智慧和力量的潜意识的话。从开始的寥寥几句话、几行字，到后面高清的催眠实录、大段的催眠感悟，每一次的整理和表达，都让我觉得无比开心。

我最初的想法很简单，因为催眠是我喜欢的，文字也是我喜欢的。我用文字记录下自己催眠世界的风景，一方面是给自己的经历留下一点点纪念，等到有一天蓦然回首可以看清来时的路；另一方面以文章的形式可以分享给周围的朋友，独乐乐不如众乐乐，大家一起来求索未知更好玩。那段时间，所有的催眠文字都是我为自己而写，是一个人的狂欢和独白。

一天，朋友问我，你为什么不开通一个微信平台，把你独特的经历和真实的感悟发布出来，分享给更多的人呢？我觉得这是个不错的主意，但这又是一件严肃的事情，我必须想好我要写什么，怎么写。写催眠中的时空穿越，这是不是太奇幻不羁；写催眠前后个案的变化，这是不是有广告的嫌疑；写那些一般人未曾想过的前世今生的因果联系，这也未免太"怪力乱神"了。再说，谁会去看这些文字？是有一定灵性基础的人？还是对催眠完全不了解的人？我的笔调是严肃一些，还是随和一些？问题越想越多，越想越乱，迟迟没有行动。

过了一段时间，我忽然想通了，我有这么多困惑的原因在于我想迎合外面的世界、预想的读者，而没有心向内，专注地去表达自己想说的话！其实，我只需要像之前一样如实记录我走在催眠的路上遇见的风景就好了，不迎合，不回避！于是，我开通了"清静之初催眠室"的微信公众平台，开始在这里认真地记录催眠中遇见的人，遇见的事。从那时起，我开始有意地去写这一类的文章。

我读了几年的古书，"文以载道"的理念已经刻进了我的骨子里。既然要写出来，发布到大家面前，总是觉得要在这其中表达点什么"正事"。当我一次又一次地感叹催眠中所传递出来的智慧时，我多么希望这些智慧也可以影响和帮助到除了个案和催眠师之外的第三个人，乃至更多的人！

一次催眠过程，所付出的心血是一定的了，如果一次催眠的过程真的可以化身千亿，映入到更多人的眼帘，说不定也可以照亮匆忙赶路前行中的某颗迷茫的心。有了这些想法，我开始有计划地进行创作、编辑和发布了。微信公众平台成了我表达自我情感、传播催眠理念的平台。

如果没有方莉姐，故事讲到这里就结束了，也就没有后来您手里的这本书了。我在读研究生期间就认识了方莉姐。在我的心目中，她是一位温婉、博雅、大气的女子。有一天，方莉姐打电话来预约做催眠。可想而知，那对我来说是一个莫大的肯定和鼓励。她是一位对催眠师来说极省力气的个案，我们顺利地走完了催眠的整个过程，获得了潜意识的指引，解除了她来时的疑惑。做完催眠，我们去上岛咖啡喝下午茶。

亲历量子催眠的个案和优秀图书编辑的双重身份，让她感慨，如果能有一本记录催眠案例的书，可以展示一个人心灵成长的路径，提供些许人生的智慧，使读者得到某种心灵的慰藉，那该多好啊！当时我正怀着二宝，没有精力开展写书的计划。她勉励我一定要勤于动手，及时记录催眠过程中一些转瞬即逝的感受，以待来日。

念念不忘，必有回响。两年后的一天，我们旧事重提，一拍即合。我决定把这些年来写下的文字整理成书，给自己多年的职业催眠师生涯做一个阶段性的总结，同时，可以让这本书中个案真实的生活故事与催眠过程，给读者提供一些参照，提供一些启示，让读者看清自己问题的根本，看到自己内心的力量，不再怯懦，不再推诿，在痛苦与茫然中优雅转身。

出版合同签订，要写一本书的惊喜渐渐退去，我开始有些忐忑：我真的可以向读者说清楚"催眠"是个什么东西吗？我真的可以通过描述我的经历、我的感悟，展示催眠的真谛吗？我真的可以通过催眠的世界展现我们每个人神性的光芒？我有些拿不准。

对我而言，从单纯的自我爱好、随意抒写到有意识地为自己归纳总结经验而写是一个跨越；从为自己记事整理再到分享自己、启发别人而写，又是一步大的跨越；从在自媒体上个性化的天马行空地去写，又转到传统严谨的纸媒上去写，这又是一步大的跨越，我真的可以把我的感动和收获通过一本书的形式传递给读者吗？我对自己没有把握。

在犹豫和摇摆之中，我经常得到方莉姐的悉心指导，她的话总会让我拨云见日，再次鼓起勇气写下去。

我问她：如果全书都是按照催眠的流程去写，像是一本流水账，是不是太稳固而缺少灵动，让人疲惫生厌，不忍卒读？她说：这样相对稳定的结构更方便阅读，回溯的内容绚烂多姿，潜意识的回答妙语生花，已经足够引人入胜了。每一个案例里，都有故事、有逻辑、有思辩、有智慧，我们有必要让读者在相对简单的形式里集中精力去关照心灵变化的节奏。

写了一段时间，我又问她：我感觉我催眠过程中遇到的这些案例，吃喝拉撒、柴米油盐、爱恨情仇，不够酷，不够炫耶。我最近听说了一些其他催眠师的奇幻的催眠故事，有天庭地府、外星文明、太极空性等，要不要我把听说过的也写进来？她说：不要，只写你自己真实经历的温暖打动你的就足够了。真实是最有力量的，这些个案真实的苦楚与蜕变完全可以带领读者冲破原有的局限，打开全新的视角。

又过了一段时间，我问她：我觉得我在真实记录的过程中又有些犹豫。我不知道我的读者们可以接受怎样的真实。因为，每个人对于真实是完全不一样的感受。与今生完全契合、毫发无间的前世故事，读者会相信是在一两个小时之内个案在催眠状态下自发呈现的吗？流水账一般的潜意识问答环节中所体现出来的惊人智慧，读者可以感受到几分？催眠现场我所感受到的能量场的或细微或宏大的变化，会不会让读者觉得是醉人呓语、痴人说梦！我到底写到什么程度，才会让我的读者们觉得不是怪力乱神，不是封建余孽，不是洋垃圾？她说：真实地记录就可以了，相信一千个读者会有一千种收获。你无法迎合你头脑中所设定的某一类读者，只管去写！

在写作的过程中，我曾一度误入歧途，总觉得自己词汇贫乏，描述无力。有一段时间，我甚至陷入遣词造句的恐慌之中，总感觉找不到合适的词语来准确表达我的想法。我无数次地幻想可以启动自动书写的模式：一夜万字，招不虚发；字字干净，句句连贯；情绪跌宕，文采飞扬；哲思深邃，灵光可见；文不加点，倚马可就。

有一天午后，我忽然想到，我并没有必要在每一篇文章的词句上精雕细琢，不管我撒下金子还是沙子，只要能记录个案在催眠前后心灵成长的路径就可以了。读者也只是在他匆忙的人生旅途中，在某个午后或深夜投来一瞥。让他惊叹的绝不是我的某一个妥帖的形容词或者一个精心打磨的句群，而是这文字所传递、绽放出来的光芒，以及个案被这光芒照亮时的惊喜和催眠师被这光芒温暖时的感动。

"躲进小楼成一统，管他冬夏与春秋。"我坐在清静之初工作室里，一个电脑，一个鼠标，一杯茶，一个人，按照自己的节奏，或盘桓逗留，或快马加鞭，把心底忽明忽暗的感受捻成丝、编织成篇。那个过程美极了，像是一个人在月下广庭轻歌曼舞，纵然无人唱和，也是一人可醉。有一次下楼的时候，我发现小区外面篱笆墙上印象中还是含苞待放的花朵竟然已经枯萎了。

在重新整理催眠实录文章的过程中，我一次又一次重听之前催眠的录音，一字一句记录催眠的过程，如饥似渴地吸收着潜意识的营养，丰富和印证我对这个世界的理解。这些催眠的时间离我或近或远，大概故事情节多还记得，但当我以旁观者的角度再一次聆听录音的时候，还是能被潜意识智慧的话语击中内心，产生深深的共鸣。

当然，我还会发现，有些地方自己应该进一步追问获取更多的信息，有些地方自己换一个说法提问会更自然。在这个过程中，我看到了自己成长的空间和努力的方向。

我尽力记录我在催眠过程中的感受，但是有些感受我只能隐约地感到，一旦说出来，落在纸面上，就离当时的感觉远了。可能读者再加上自己的理解，与我最初的感觉已经是差之毫厘、谬以千里了。但是，我还是要写下来，让读者尽可能地从这些文字间管中窥豹，浮光掠影般瞥见催眠世界的繁花千树与野渡孤舟。

感谢方莉姐的信任，她支持我只管按照自己的感觉去写。毫无疑问，没有方莉姐的督促和支持，就没有这本书的诞生。此外，我要感谢我的好朋友毫芒，他对催眠的热情和专注让我敬佩，与他的交流和探讨让我在催眠技术上快速成长。感谢我的先生源清，是他包揽了家庭生活中的各种琐事，让我有大量的时间安心写作，并在我踟蹰犹豫、徘徊不前的时候一语中的地指出我的心结所在。

当然，最应该感谢的还是我敬爱的朵奶奶——量子催眠技术的创始人朵洛莉丝·侃南（Dolores Cannon）女士。我三生有幸，能够跟随朵奶奶学习量子催眠技术，聆听她的教诲；我在阅读朵奶奶的著作时，经常被她的自信、谨慎所感动，也经常为她的幽默、机智而赞叹。她谦虚钻研、正直无畏的精神一直鼓舞和陪伴着我。如今朵奶奶已经驾鹤西去，把量子催眠技术和整个时代留给了我以及我的同伴们，我将在朵奶奶光辉的指引下，沿着她开创的道路，砥砺前行，责无旁贷。

春去秋来，风起雪落；花退残红，绿又成荫。当初那些简单的想法、零散的篇章已经变成了 50 余万字的一个系列三本书。"文章千古事，得失寸心知。"等有一天千山万水走过的时候，再回首，不是山水朦胧，苍茫一片，而是随手翻到哪一页都可以看到个案当初的迷茫、重生的喜悦与鲜活的感动，看着自己一步步坚定地求索和踏实地成长，还有什么比这更好的呢？

流静

2018 年夏日

致　谢

　　感谢来到我面前的每一位个案，有你们成为我的个案，我才会成为一名真正的催眠师。

　　感谢来到我面前的每一位个案，借由你们的人生经历、催眠故事和潜意识智慧，我才可以迅速地丰富我对世界的认识，扩大我人生的格局，实现我的人生使命。

　　感谢每一位同意我分享你们催眠案例的个案，经由你们的催眠过程，点燃更多人内心之光，激起更多人去寻找自己人生使命的渴望。虽然还有很多个案的案例没有写成文字，写进书里，但我还是要感谢大家的授权允许。

　　书中出现的所有案例，在催眠结束时已经征得个案的同意可以匿名分享。在结成此书时，也再一次通知到所有催眠个案，在此，我再一次感谢这些同意我分享的个案！谢谢你们！因为有你，才有我们催眠的过程，才有这些文字的素材，才会有这本书。

再次感谢所有个案对我的信任，感恩我们的遇见。